Inhalt

Thonon Diät

In 14 Tagen 10 Kilo abnehmen. Der schnelle Weg zum Wunschgewicht. Inkl. 14 Tage Ernährungs-Plan und 150 Rezepte.

Monika Schoffer

Was ist die Thonon-Diät?

Die Thonon-Diät wurde in der französischen Kurstadt Thanon-les-Bains erfunden. Diese Diät hat jedoch nichts mit französischen Delikatessen zu tun. Ganz im Gegenteil: Im Mittelpunkt der Thonon-Diät steht eine proteinreiche Ernährung. Aber keine Sorge, das bedeutet nicht, dass Sie in Zukunft nur noch Fisch und Fleisch essen können. Auch eiweißreiches Gemüse wie Hülsenfrüchte, Avocado und Walnüsse stehen auf dem Speiseplan und für Vegetarier darf auch der Fleischersatz Tofu im Kühlschrank nicht fehlen.
Ziel der Thonon-Diät ist es, Ihre Kalorienaufnahme auf 600 bis 800 Kalorien pro Tag zu reduzieren. Auf bis zu drei Mahlzeiten am Tag können diese zugegebenermaßen wenigen Kalorien aufgeteilt werden. Um nicht den ganzen Tag über Miniportionen essen zu müssen, empfiehlt es sich bei der Thonon-Diät zum Frühstück nur einen Kaffee ohne Milch und Zucker oder einen ungesüßten grünen Tee zu trinken – auch Kräutertee ist erlaubt. Tee und Kaffee haben den Vorteil, dass sie den Appetit zügeln, wenig oder keine Kalorien haben und den Stoffwechsel anregen.
Zum Mittagessen ist eine eiweißreiche Mahlzeit geeignet, die den Hunger über einen längeren Zeitraum stillt.
Den Abschluss des Tages bildet eine leichte Mahlzeit, etwa Naturjoghurt mit Obst oder ein

Salat. Wichtig ist auch hier, dass der Proteingehalt der Mahlzeit hoch und der Kaloriengehalt relativ gering ist. In diesem Buch erfahren Sie alles, was Sie über die Thonon-Diät wissen müssen, erhalten praktische Tipps, wie Sie die Diät besser befolgen und wie Sie Ihr Gewicht langfristig halten können. Zum Schluss gebe wir Ihnen außerdem viele Rezepte als Anregung für Ihre Ernährung zur Hand. So anspruchsvoll die Thonon-Diät klingt, ist sie mit ein paar Tipps und Tricks gar nicht. Es gibt jedoch ein paar Punkte, die Sie vor, während und nach der Diät beachten sollten.

10 Kilo in 2 Wochen: Ist die Thonon-Diät eine Crashdiät?

"Kann ich mit der Thanon-Diät in 2 Wochen 10 kg abnehmen?" Das ist eine Frage, die sich Übergewichtige immer wieder stellen und sich von bunten Werbeanzeigen verführen lassen. Um die Frage beantworten zu können, ob sie mit der Thanon-Diät in sehr kurzer Zeit 10 kg abnehmen können, müssen sie zunächst einmal erkennen, dass Gewichtsverlust nicht gleich Gewichtsverlust ist. Nicht jedes Kilogramm, das sie während einer Diät abnehmen, ist Fett.

Vor allem zu Beginn einer Diät wird Ihr Körper zunächst das in den Zellen gespeicherte Wasser loswerden. Deshalb können Sie mit der Thonon-Diät innerhalb von zwei Wochen im Extremfall durchaus 10 Kilo abnehmen. Das meiste davon wird jedoch Wasser sein. Um zu berechnen, wie viel Fett Sie in dieser Zeit abnehmen, müssen Sie Ihren Grundumsatz kennen und die Kalorien, die Sie verbrauchen, aufzeichnen. Sie müssen sich bewusst sein, dass jedes Kilogramm Fett etwa 7000 Kcal entspricht, die Sie einsparen müssen. Der durchschnittliche Grundumsatz eines Erwachsenen beträgt 2000 Kcal. Mit der Thonon-Diät nehmen Sie 600 bis 800 Kalorien pro Tag zu sich. Bei der Thonon-Diät ist es also durchaus möglich ein Kilogramm reines Fett pro Woche abzunehmen. Ein Kilogramm pro Tag ist dagegen äußerst unrealistisch.

Ein Kilo Fett pro Woche Gewichtsverlust sind enorm viel. Viele Menschen würden die Thonon-Diät wegen des rasanten Gewichtsverlusts als Crash-Diät bezeichnen. Und auch viele von Ihnen, liebe Leserinnen und Leser werden jetzt bei dem Begriff "Crashdiät" zusammenzucken. "Das kann nicht gesund sein" ist das gängige Vorurteil gegenüber Crashdiäten. Für diese Aussage gibt es jedoch keine wirklichen Beweise. Ganz im Gegenteil: Die Nebenwirkungen einer Diät machen sich meist erst nach einigen Wochen bemerkbar und spielen deshalb bei der Thonon-Diät kaum eine Rolle.

Eine so schnelle Gewichtsabnahme wie bei der Thonon-Diät ist dennoch eine große Herausforderung für Ihren Körper, denn dieser greift nur ungern auf seine wertvollen Fettreserven zurück. Mögliche Nebenwirkungen der Thonon-Diät sind schlechte Laune, Verstopfungen und Schwächegefühle. Es ist zudem nicht ratsam, die Thonon-Diät über einen längeren Zeitraum beizubehalten. Nicht nur, weil es eine Belastung für Ihren Körper darstellt, sondern weil Sie Gefahr laufen, eine Essstörung zu entwickeln. Für jedes Kilo Gewicht, das Sie abnehmen, sollten Sie daher eine Stabilisierungsphase einlegen und Ihre Kalorienzufuhr erhöhen. Dazu aber später mehr.

Die zwei Phasen der Thonon-Diät

Die Thonon-Diät lässt sich in zwei Phasen unterteilen: Gewichtsabnahme und Stabilisierung.

Während der ersten Phase gilt es, Ihre Kalorienzufuhr auf 600 bis 800 Kalorien pro Tag zu reduzieren. In der Stabilisierungsphase erhöhen Sie diese Zahl auf 1200 bis 1500. Damit sind Sie noch immer im Defizit, entlasten jedoch Ihren Körper und verhindern, wieder in alte Verhaltensmuster zurückzukehren.

So halten Sie die Abnehmphase durch

Damit Sie trotz der niedrigen Kalorienzufuhr während der Abnehmphase keine Mangelerscheinungen erleiden, sollten Sie “leere Kalorien” wie einfache Kohlenhydrate und Zucker auf ein Minimum reduzieren. Ihr Speiseplan sollte hauptsächlich aus hochwertigen Eiweißquellen wie Fisch, Fleisch oder eiweißreiches Gemüse wie etwa Hülsenfrüchte bestehen.

Wie lang sollte die Abnehmphase dauern?

Um Ihren Körper nicht unnötig lange zu belasten, sollten Sie die Thonon-Diät zunächst für nur eine Woche einhalten und Ihr Gewicht täglich aufzeichnen. Am besten überlegen Sie sich im

Voraus, wo Ihr Zielgewicht liegt. Je nachdem, ob Sie es bereits nach einer Woche erreicht haben, können Sie nach der Stabilisierungsphase langsam Ihre Kalorienzufuhr erhöhen oder eine neue Phase der Gewichtsabnahme beginnen. Mit etwas mehr Erfahrung können Sie die Diät auch auf einen längeren Zeitraum als 7 Tage ausdehnen. Für mehr als zwei aufeinander folgende Wochen ist die Thonon-Diät jedoch nicht ausgelegt.

Welche Lebensmittel sind während der Thonon-Diät erlaubt?

Abgesehen von der Empfehlung, eiweißreiche Mahlzeiten zu sich zu nehmen, gibt es bei der Thonon-Diät keine Verbote. Die Hauptsache ist, dass Sie Ihr selbst gestecktes Kalorienziel von 600 bis 800 Kcal täglich nicht überschreiten. Zugegeben, je niedriger die Kalorienzufuhr, desto schwieriger ist es, sich so zu ernähren, dass die wichtigsten Nährstoffe abgedeckt sind. Um die Diät besser durchzuhalten, gibt es einige Lebensmittel, die sich besser eignen als andere. Damit der Körper auch während der Diät mit ausreichend Nährstoffen versorgt wird, sollten Sie bei der Erstellung Ihres Diätplans darauf achten, dass die gewählten Lebensmittel eine möglichst hohe Nährstoffdichte haben.

So planen Sie die Stabilisierungsphase

Jede radikale Diät birgt das Risiko, dass Sie nach dem Ende der Diät Opfer des sogenannten Jo-Jo-Effektes werden. Die abgenommenen Kilos landen nach kürzester Zeit wieder auf Ihren Hüften. Oft wiegen betroffene Personen hinterher sogar mehr als vorher und sehen sich gezwungen, eine weitere Crashdiät zu beginnen. Um diesem Teufelskreis zu entrinnen, folgt auf jede Abnehmphase eine Stabilisierungsphase. In dieser Phase erhöhen Sie Ihre Kalorienzufuhr auf bis zu 1500 Kcal pro Tag. Sie müssen sich außerdem nicht mehr an einen festen Essensplan halten, sondern können die 1500 Kcal frei auf Ihre Mahlzeiten aufteilen. Natürlich sollten Sie dennoch darauf achten, genügend Nährstoffe zu sich zu nehmen und lieber etwas Obst als tonnenweise Süßigkeiten zu sich nehmen. Obwohl Sie bei der Stabilisierungsphase mehr Freiheiten haben, sollten Sie sich nicht gehen lassen. Die Gefahr, in alte Muster zurückzufallen, ist groß. Eine gute Idee ist es also, sich auch für die Stabilisierungsphase einen kleinen Plan zurechtzulegen, was Sie wann essen. Auch die Portionsgröße spielt eine große Rolle. Vertrauen Sie nicht Ihrem Auge, sondern wiegen Sie Ihre Lebensmittel ab. Die meisten von uns unterschätzen, wie viele Kcal wirklich in unserem Essen stecken.

Bereiten Sie sich gut auf die Thonon-Diät vor

Eine gute Vorbereitung ist die halbe Miete. Daher hier ein paar Tipps und Regeln, die Sie vor dem Beginn Ihrer Diät verinnerlicht haben sollten.

Planen Sie Ihre Mahlzeiten

Je weniger Gedanken Sie sich darüber machen müssen, was Sie als nächstes Essen, desto besser. Wenn Sie erst im hungrigen Zustand überlegen, was auf ihrem Teller landen soll, ist die Diät zum Scheitern verurteilt. Ein hungriger Magen ist kein guter Ernährungsberater und lässt Sie Ihre schnell Ihre Ziele aus den Augen verlieren. Seien Sie sich zu jeder Zeit bewusst, was sie wann essen und wie viel davon in Ihr Kalorienbudget passt.

Holen Sie sich Unterstützung

Damit meine ich nicht unbedingt einen professionellen Ernährungscoach, sondern Menschen aus Ihrem unmittelbaren Bekanntenkreis. Der Irrglaube, man müsse sich allein durch eine Diät kämpfen, hält Sie in Ihren Plänen zurück. Informieren Sie Freunde, Bekannte und Familienmitglieder über Ihre Pläne und bitten Sie um Hilfe.

Vielleicht bekommen Sie leckere Rezepte geschenkt oder Sie können jemanden motivieren, es Ihnen gleich zu tun. Abnehmen ist, wie viele Dinge im Leben, einfacher, wenn man es gemeinsam tut. Außerdem müssen Sie sich nicht die ganze Zeit erklären, wenn Ihre Absicht von Anfang an ein offenes Geheimnis ist. Aber Achtung: Hüten Sie sich vor gut gemeinten Ratschlägen. Verlassen Sie sich lieber auf professionelle Ratgeber als auf den netten Nachbarn von nebenan.

Bereiten Sie sich mental auf die Diät vor

Machen Sie sich bewusst, dass die Diät kein Zuckerschlecken wird. Sie werden abwechselnd Hunger und Appetit verspüren – und zwar oft. Führen Sie sich vor Augen, warum Sie diesen Schritt überhaupt tun wollen und platzieren Sie Ihre Gründe überall dort, wo die Versuchung auf Sie wartet: Egal, ob Vorratsschränke, Keksdosen oder Ihr Kühlschrank – eine Notiz, die Sie an Ihre Ziele erinnert, sollte nicht fehlen. Überlegen Sie sich außerdem, wie Sie damit umgehen wollen, wenn Ihr Gewicht stagniert und die Waage nicht das gewünschte Ergebnis anzeigt. Seien Sie sich bewusst, dass dies jederzeit passieren kann, auch wenn Sie streng sich an die Diät halten. Schreiben Sie etwa einen Brief an sich selbst, für den Fall, dass diese Situation eintritt und sprechen Sie sich selbst Mut zu.

Machen Sie Ihre Wohnung Diät-sicher

Noch besser, als Ihre kleinen Verstecke mit Notizzetteln zuzukleben, ist es, bestimmte Lebensmittel gar nicht erst im Haus zu haben. Machen Sie es sich selbst so schwer wie nur möglich, an Süßigkeiten, Schokolade oder sonstige Verführer gelangen. Sie könnten beispielsweise Ihren Partner darum bitten, Sie bei Ihrer Diät zu unterstützen und bestimmte Lebensmittel vor Ihnen zu verstecken.

Stellen Sie sich der körperlichen Herausforderung

Während einer Diät setzen Sie Ihren Körper einer enormen Belastung aus. Mehrere Tage lang müssen Sie mit deutlich weniger Nahrung auskommen, wodurch Ihr Körper auf seine Reserven zurückgreifen muss. Erst wenn Sie sich absolut fit fühlen, sollten Sie sich und Ihrem Körper zutrauen, diese Umstellung zu vollziehen. Sie können Ihren Körper auch in der Abnehmphase unterstützen, indem Sie leichte Bewegung in Ihren Alltag integrieren. Gehen Sie zum Beispiel täglich an der frischen Luft spazieren. Auch leichtes Krafttraining ist während der Abnehmphase erlaubt und sogar erwünscht. Auf Extremsportarten sollten Sie jedoch verzichten. Eine Überlastung Ihres Körpers kann dazu führen, dass Ihr Kreislauf zusammenbricht. Wenn Sie sich während Ihrer Diät schlapp oder sogar schwindelig fühlen, sollten Sie einen Arzt aufsuchen. Möglicherweise nehmen Sie nicht genügend Nährstoffe zu sich.

Legen Sie den Start auf einen ruhigen Tag

Auch der Zeitpunkt, wann Sie mit Ihrer Diät starten, entscheidet über Erfolg und Misserfolg Ihres Vorhabens. Während sich das Wochenende gut dafür eignet, Ihre Pläne in die Tat umzusetzen, ist ein Diätstart mitten in der Woche zum Scheitern verurteilt. In der Woche sind Sie oftmals zu gestresst, um sich Gedanken über eine Diät zu machen. Und wie Sie wissen, gehört zur Vorbereitung eine Menge Planung. Auch das Ende Ihres Urlaubs eignet sich hervorragend dafür, eine neue Diät auszuprobieren.

Warum das Ende und nicht der Anfang, fragen Sie?

Während eines Urlaubs fällt es uns besonders schwer, unsere Ziele einzuhalten. Wir möchten unseren wohlverdienten Urlaub genießen. Kaufen Sie in Ruhe alles ein, was Sie für die erste Abnehmphase benötigen und planen Sie bereits, was Sie in der Stabilisierungsphase essen wollen. Nur so gelingt der entspannte Start in die Thonon-Diät.

Vergessen Sie nicht, sich zu belohnen

Die meisten von uns haben die Angewohnheit, sich mit Nahrung zu belohnen. Während einer Diät wird dies zu einem Problem. Suchen Sie sich stattdessen andere Belohnungen aus, die Sie sich für jeden erfolgreich abgeschlossenen Tag gönnen können. Sei es ein entspannender Filmabend, eine Massage, ein ausgiebiges Bad oder legen Sie einfach die Füße hoch und entspannen Sie sich mit einem guten Buch. Es ist wichtig, dass Sie während der Phase der Gewichtsabnahme Wege finden, sich zu entspannen und sich selbst zu entlasten. Quälen Sie sich nicht unnötig. Wenn Sie am Ende des Tages immer noch Lust auf ein Stück Schokolade haben, gönnen Sie es sich. Aber tun Sie es bewusst und lassen Sie es auf der Zunge zergehen, anstatt es ohne Genuss nebenbei zu verzehren.

Planen Sie Bewegung in Ihren Alltag ein

Neben bewussten Spaziergängen, sollten Sie auch in Ihrem Alltag Bewegung einbringen, um zu verhindern, dass Ihr Stoffwechsel absackt. Entscheiden Sie sich öfter für die Treppe, laufen Sie beim Zähneputzen auf der Stelle oder lassen Sie öfter das Auto stehen für kleinere Einkäufe. Sie werden sich wundern, wie viel solche kleineren Bewegungseinheiten über den Tag verteilt bringen. Versuchen Sie zu vermeiden, über einen längeren Zeitraum zu sitzen. Bleiben Sie in Bewegung! Auf diese Weise unterstützen Sie Ihren Körper bei der Fettverbrennung und verhindern, dass Sie sich schlapp fühlen.

Führen Sie sich Ihr Ziel vor Augen

Egal, wie oft Sie bisher bei einer Diät versagt haben, Sie müssen absolut davon überzeugt sein, dass sie diesmal funktioniert. Alles, was Sie sich vorstellen können, ist möglich. Stellen Sie sich vor den Spiegel und projizieren Sie Ihre Wunschfigur auf Ihr Spiegelbild vor Ihrem geistigen Auge. Wenn Ihnen das zu schwer fällt, können Sie auch die Augen schließen. Je klarer Sie Ihr Ziel vor Augen haben, desto besser. Sie können diesen Vorgang jeden Morgen während Ihrer Diät wiederholen, um sich daran zu erinnern, warum Sie tun, was Sie tun. Am Anfang werden Sie sich ein wenig seltsam vorkommen, aber Visualisierungen wie diese sind kraftvoller als Sie denken. Spätestens, wenn die ersten Erfolge sichtbar werden, werden Sie Ihre Zweifel ablegen.

Vorteile der Thonon-Diät

Rascher Gewichtsverlust

Der erste Vorteil der Thonon-Diät liegt auf der Hand: Sie werden mit dieser Diät innerhalb kürzester Zeit viele Pfunde verlieren. Manchmal muss es einfach schnell gehen. Etwa, wenn Sie vor einem wichtigen Termin wieder in ein schönes Kleidungsstück passen wollen oder ein bestimmtes Zielgewicht erreichen müssen. In solchen Situationen ist es einfach nicht hilfreich, Ihre Gewichtsabnahme über mehrere Wochen oder Monate zu strecken. Außerdem gibt es keine Belege dafür, dass eine radikale Diät über kürzere Zeit Ihrem Körper schadet. Vorausgesetzt natürlich, Sie halten sich an Ihren Ernährungsplan und nehmen ausreichend Nährstoffe zu sich.

Die Thonon-Diät verträgt sich gut mit Ihrem Muskelaufbau

Eine Radikale Diät und Muskelaufbau? Wie passt das denn jetzt zusammen? Ganz einfach: Mit einer kurzen, strengen Abnehmphase verlieren Sie nicht so viel Muskulatur wie etwa bei einer dauerhaften Diät über mehrere Wochen oder gar Monate. Außerdem lassen sich die verlorenen Muskeln nach der darauf folgenden Stabilisierungsphase schnell wieder antrainieren. Dank des Muskelgedächtnisses "erinnert" sich Ihr Körper an die vor kurzem noch dagewesenen Muskeln und baut sie mit entsprechender Belastung zügig wieder auf. Aus diesem Grund setzen immer mehr Menschen, die Muskelmasse aufbauen wollen, auf sogenannte Mini-Cut-Circle, bei denen Sie Ihre Massephase unterbrechen, um Ihren Körperfettanteil zu verringern, ohne viel Muskelmasse zu verlieren.

Keine Angst vor langfristigen Veränderungen

Bei Diäten kann es mit der Zeit passieren, dass sich Ihr Körper an die niedrigere Kalorienzufuhr anpasst und sogar den Hormonhaushalt umstellt. Diese Veränderungen führen dazu, dass Ihr Gewicht stagniert und Sie nach der Diät schnell wieder zunehmen. Die Wahrscheinlichkeit, dass dieser Effekt bei einer Thanon-Diät eintritt, ist jedoch sehr gering. Ihr Körper stellt sich in der Regel nicht so schnell um und eine oder zwei Wochen sollten für ihn kein Problem darstellen. Die Thanon-Diät hat somit sogar einen Vorteil gegenüber Diäten, die Ihre Kalorienzufuhr zwar weniger beschränken, dafür aber über mehrere Wochen gehen.

Mit negativen Erfahrungen umgehen

Auch die Thanon-Diät hat ihre Schattenseiten. Aber wenn Sie wissen, was Sie erwartet, können Sie rechtzeitig Gegenmaßnahmen ergreifen. Deshalb werde ich Sie in diesem Abschnitt mit den Nachteilen der Thanon-Diät bekannt machen und Ihnen hilfreiche Tipps geben, wie Sie damit umgehen können.

Sie verlieren Muskelmasse

Wie Sie bereits im letzten Abschnitt gelernt haben, ist der Verlust Ihrer Muskelmasse bei jeder Diät bis zu einem gewissen Maß normal. Um dem entgegenzuwirken, hilft es zu wissen, warum Ihr Körper die Muskeln überhaupt abbaut. Unser Körper hat nur ein Ziel: Überleben. Wenn er also merkt, dass wir auf einmal deutlich weniger Nahrung zu uns nehmen, muss er schauen, wie er das Defizit ausgleicht. Schließlich wäre es in der Natur ungünstig, wenn wir schon nach kurzer Zeit ohnmächtig werden. Da Muskelmasse nicht lebensnotwenig ist, zumindest das meiste davon nicht, tendiert unser Körper dazu nicht benötigte Muskelmasse zuerst abzubauen. Was zu tun ist: Es ist ratsam, sich während der Abnehmphase leicht zu bewegen. Selbst gezieltes Krafttraining kann dafür sorgen, dass Sie weniger Muskeln verlieren. Bedenken Sie außerdem, dass sich Ihr Körper vor allem dann bedroht fühlt, wenn er nicht mit ausreichend Nährstoffen versorgt wird. Deshalb ist nährstoffreiches Obst und Gemüse bei der Thanon-Diät so wichtig. Planen Sie während Ihrer Stabilisierungsphase vermehrt Krafttraining ein und lassen Sie auch nach der Diät nicht nach, bis Sie Ihre Muskelmasse vollständig wiedererlangt haben.

Sie 'crashen' mit der Diät gegen eine Wand

Der Grund für den Namen "Crashdiät" ist der, dass viele Personen, die abnehmen wollen, eine radikale Umstellung gerade so durchziehen können, danach aber in ihre alten Verhaltensweisen zurückfallen. Der nachfolgende Jojo-Effekt ist für die meisten so fatal, dass sie Diäten für die nächsten Monate oder Jahre abschreiben. Was Sie dagegen tun können: Erkennen Sie Ihre schlechten Gewohnheiten und gehen Sie Stück für Stück dagegen vor. Versuchen Sie nicht alles auf einmal zu ändern und erwarten Sie nicht, dass Sie sich nach der Thonon-Diät plötzlich dauerhaft ausgewogen ernähren werden. Machen Sie sich Gedanken dazu, wie die Zeit nach der Diät für Sie aussehen soll. Besonders Heißhungerattacken stellen für viele Menschen ein Problem dar, deswegen hier ein paar Tipps und Tricks, wie Sie den Heißhunger im Alltag vertreiben:

Nehmen Sie genügend Ballaststoffe zu sich: Ballaststoffreiche Nahrungsmittel wie Obst, Gemüse oder Hülsenfrüchte sind nicht nur gut für Ihre Verdauung, sondern halten auch lange satt. Achten Sie darauf, zu jeder Mahlzeit genügend Ballaststoffe zu sich zu nehmen und diese vorzugsweise zuerst zu essen. Essen Sie öfter mal eine Suppe: Wenn Sie eine Suppe als Vorspeise oder sogar als Hauptmahlzeit planen, werden Sie in der Regel weniger Kalorien verbrauchen. Ihr Magen ist gut gefüllt und Sie werden nicht in der Lage sein, zusätzlich eine große Mahlzeit zu sich zu nehmen. Dasselbe gilt übrigens auch für Salate als Vorspeise. Zudem schmecken Suppen wahnsinnig lecker und wärmen Ihren Körper an kälteren Tagen von innen heraus. Es versteht sich von selbst, dass kalorienarme Suppen den Cremesuppen vorzuziehen sind.

Ein Apfel am Tag... :... hält den Doktor fern! So zumindest ein englisches Sprichwort. Und an dem Spruch ist etwas Wahres dran. Ein Apfel hat wenige Kalorien, ist reich an Ballaststoffen und sorgt dafür, dass unser Gebiss etwas zu tun bekommt. Äpfel eignen sich zudem hervorragend als Snack. Sie müssen sie nicht erst schneiden oder umständlich verpacken. Einmal abgespült ist dieses Wunderobst sofort verzehrfertig! Verspeisen Sie fettarme Milchprodukte: Wie wäre es Abend mit einem leckeren Glas Milch oder morgens mit einem Becher fettarmen Joghurts? Natürlich sollten Sie hiermit nicht übertreiben, doch fettarme Milchprodukte enthalten jede Menge

Molke und Kasein, die Ihren Appetit nachweislich zügeln und sind noch dazu echt lecker!
Kauen Sie Kaugummi: Dies ist nicht nur gut für Ihre Zähne, es zügelt auch Ihren Heißhunger und hält Sie länger satt. Nehmen Sie sich vor, nach jeder Mahlzeit mindestens 20 Minuten auf einem Kaugummi zu kauen und sehen Sie zu, wie Ihre Pfunde schmelzen. Übrigens ist Kaugummikauen eine tolle Möglichkeit, ganz nebenbei ein paar Kalorien zu verbrennen.

Die Thanon-Diät fordert eine Menge Willenskraft

Sind wir mal ehrlich: Niemand verzichtet gerne auf etwas, das er wirklich gerne tut. Und für viele von uns ist das nun Mal der ausgiebige Verzehr von leckeren Köstlichkeiten aus unserem Kühlschrank. Während der Thonon-Diät werden Sie sich jeden Tag aufs Neue davon überzeugen müssen, dass es sich lohnt, auf Ihre Lieblingsmahlzeiten zu verzichten und ein Magenknurren hier und da auszuhalten.
Das können Sie tun: Planen Sie ein paar leckere, proteinreiche Snacks ein wie Eier oder ein paar Käsesticks, die Sie den Tag über bei Laune halten. Alternativ können Sie hier auch auf Proteinpulver oder -riegel zurückgreifen. Es dauert in der Regel eine Weile, bis sie hier eine Sorte gefunden haben, die Ihnen wirklich schmeckt, kaufen Sie im Voraus also großzügig verschiedene Sorten ein.

Die Diät macht Sie müde und Sie bekommen schlechte Laune

Schnell nach Hause, die Türen knallen und bloß nicht angesprochen werden. Kennen Sie dieses Gefühl, wenn Sie sich wie eine tickende Zeitbombe vorkommen? Wenn Ihnen dieses Gefühl während der Diät öfter begegnet, reagiert Ihr Körper darauf, dass ihm wichtige Nährstoffe entzogen wurden. Hunger kann aus jedem sanftmütigen Menschen ein launisches Monster machen. So verbessern Sie Ihre Laune: Wenn Sie bis hierhin gelesen haben, sollten Sie bereits einige wichtige Punkte aufzählen können. Halten Sie Snacks parat, machen Sie öfter einen Spaziergang, belohnen Sie sich mit einem entspannenden Bad – all das kann Ihre Laune heben. Falls Sie sich dennoch dauerhaft müde oder entnervt fühlen, sollten Sie mit Ihrem Arzt absprechen, ob Ihnen bestimmte Nährstoffe fehlen. Andernfalls erhöhen Sie Ihre Kalorienzufuhr etwas und beobachten Sie, wie sich Ihre Laune verändert.

Grundregeln der Thonon-Diät

Nachdem Sie nun das Pro- und Kontra der Thanon-Diät für sich selbst abgewogen haben, kommen wir nun zu einigen Grundregeln, die Sie sich während der Diät immer wieder ins Gedächtnis rufen sollten. Am besten schreiben Sie sie irgendwo auf und hängen sie sich gut sichtbar in die Küche (beispielsweise an den Kühlschrank). Sie sind die Grundpfeiler Ihrer Diät und sorgen dafür, dass Sie die bestmöglichen Ergebnisse erzielen.

Nehmen Sie genug Eiweiß zu sich

Wie bereits erwähnt, sind Proteine der Grundbaustein einer Thonon-Diät. Eiweiß ist nicht nur essenziell für den Aufbau von Muskelmasse, es spielt auch beim Erhalt eine große Rolle. Da Sie bei einer Crashdiät Gefahr laufen, Ihre Muskeln zu verlieren, gibt es quasi keinen wichtigeren Nährstoff während Ihrer Diät. Eine hohe Eiweißzufuhr hat nämlich noch zusätzlich den Vorteil, dass Sie länger satt bleiben, als wenn Sie sich ausschließlich von Kohlenhydraten in Form von Obst und Gemüse ernähren. Bei der Auswahl Ihrer Eiweißquellen sollten Sie unbedingt zwischen gesunden und ungesunden Eiweißen unterscheiden. Schlechte Eiweißquellen sind etwa verarbeitete, frittierte oder panierte Lebensmittel, wie Sie sie in Massen bei diversen Fastfood-Ketten kaufen können. Gute Eiweiße nehmen Sie zu sich, wenn Sie mageres Fleisch wie Putenbrust, fettarme Milchprodukte oder proteinreiches Gemüse wie Spinat zu sich nehmen. 2 bis 2,5 g Eiweiß pro Kilogramm Körpergewicht. Diese einfache Daumenregel wird während Ihrer Diät dafür sorgen, dass Sie keinen Eiweißmangel erleiden. Wenn Sie mehr Eiweiß aufnehmen wollen, sollten Sie darauf achten, dass Sie es ausschließlich aus hochwertigen Eiweißquellen beziehen.

Essen Sie essenzielle Fette

In etwa genauso wichtig wie Eiweiße sind bei der Thonon-Diät die essenziellen Fette. Sie spielen eine große Rolle bei der Regulierung Ihres Hormonhaushaltes. Da wir von der Diätindustrie die letzten Jahre eingebläut bekommen haben, wie schlecht Fett doch ist, machen viele Menschen den Fehler und verzichten bei Ihrer Diät so gut es geht auf Fett. Tun Sie sich einen gefallen und planen Sie gesunde Fette fest in Ihren Speiseplan ein. Zu den beliebtesten Fettquellen während einer Diät gehören: Fisch, Olivenöl, Erdnussbutter, Nüsse oder Avocado. Eine Handvoll Nüsse kann bereits einen Großteil Ihres Bedarfs an reichhaltigen Fetten abdecken. Ihr Ziel sollte es sein, 1g essenzielle Fette pro Körpergewicht in Ihre Diät zu integrieren.

Halten Sie sich bei Obst und Gemüse nicht zurück

Sie haben für heute keine Kalorien mehr, aber noch einen Mordshunger? Dann essen Sie einfach noch ein bisschen Obst oder Gemüse zum Abend. Insbesondere Gemüse hat einen hohen Sättigungseffekt, ohne Ihre Kalorienbilanz zu stark in die Höhe zu treiben. Außerdem enthält Obst und Gemüse wichtige Nährstoffe, die verhindern, dass Sie während der Diät Mangelerscheinungen erleiden. Packen Sie sich bei jeder Mahlzeit den Teller voll mit Obst und Gemüse und versuchen Sie es zuerst zu essen, bevor Sie sich auf die restlichen Bestandteile Ihrer Mahlzeit stürzen. Passen Sie bei Obst jedoch auf: Viele Obstsorten haben ausgesprochen viele Kalorien. Zu den kalorienarmen Obstsorten gehören unter anderem Erdbeeren, Pfirsiche, Heidelbeeren, Papaya, Orangen, Äpfel, Ananas und Wassermelonen.

Stimulieren Sie Ihre Muskeln

Während einer Diät baut Ihr Körper alles ab, was er nicht unbedingt braucht. Sie sollten Ihrem Körper also unbedingt signalisieren, dass Ihre Muskeln nicht nur zur Deko sind. Bauen Sie regelmäßige Trainingseinheiten in Ihre Diät ein, um Ihre Muskeln zu aktivieren. Das hat außerdem den Vorteil, dass Sie Ihren Kalorienverbrauch erhöhen und Ihr Kalorienbudget für die Trainingstage anpassen können. Achten Sie bei sportlicher Betätigung noch einmal besonders stark darauf, dass Sie genügend Eiweiße zu sich nehmen, damit Ihre Muskeln ausreichend versorgt werden.

Wissen Sie, wann Schluss ist

Die negativen Effekte einer radikalen Diät bekommen Sie vor allem dann zu spüren, wenn Sie sie über einen längeren Zeitraum strecken. Es mag verlockend sein, die Diät einfach weiterzuführen, weil sie gerade gut funktioniert, im Endeffekt schaden Sie sich damit aber nur selbst. Legen Sie nach spätestens 2 Wochen eine Stabilisierungsphase ein, bevor Sie Ihre Abnehmphase weiterführen. Sollten Sie die Thonon-Diät unbedingt länger durchführen wollen, empfehlen wir Ihnen, dies nicht ohne ärztliche Begleitung zu tun.

Streichen Sie das Wort "Crashdiät" aus Ihrem Wortschatz

Auch wir habe die Thonon-Diät bisher als Crashdiät bezeichnet und doch ist dieser Begriff kontraproduktiv. Einerseits haben Sie bei diesem Wort immer im Hinterkopf, dass Sie am Ende ein "Crash" erwartet, andererseits werfen Sie die Thonon-Diät mit einigen unausgewogenen und gefährlichen Diäten in einen Topf. Ich schlage deshalb vor, die Thonon-Diät als Turbo-Diät zu bezeichnen. Das klingt doch schon viel positiver, nicht wahr? Das ist sie schließlich auch! Wenn Sie sich an die vorgegebenen Regeln halten, erwartet Sie eine schnelle Abnahme ohne nennenswerte Nachteile.

Was kommt nach der Thonon-Diät?

Um zu verhindern, dass Sie nach der Diät in alte Verhaltensmuster zurückfallen, gibt es nur zwei Dinge: Planen und Ausprobieren.

Der Weg zu einem dauerhaft schlanken Körper ist hart und lang, doch er lohnt sich. Machen Sie sich bereits vor Ihrer Diät Gedanken dazu, wie Sie Ihre Ernährung langfristig gestalten möchten. Probieren Sie bereits während der Thonon-Diät neue Rezepte und Verhaltensmuster aus und überlegen Sie sich, welche Sie davon auch nach der Diät leicht umsetzen können. Es geht nicht darum, sich den Rest Ihres Lebens zu quälen. Sie müssen lediglich die Verhaltensweisen finden, die zu Ihnen passen. Betrachten Sie Ihr Abnehmen als Ihre persönliche Reise. Wenn Sie versuchen, mit anderen Schritt zu halten, wird die Reise für Sie zur Qual und Sie werden früher oder später den Bus nehmen. Finden Sie jedoch Ihr eigenes Tempo und suchen sich Ihre Wege selber aus, kann die Reise für Sie zu etwas Schönem werden. Um auch nach der Diät am Ball zu bleiben, habe wir im nächsten Abschnitt ein paar Tipps für Sie, welche Gewohnheiten Sie verändern können und was Ihnen die Zeit nach der Diät möglicherweise erleichtert.

Setzen Sie sich weiterhin Ziele

Nach der Diät ist vor der Diät. Nur weil Sie mit der Thonon-Diät Ihr Wunschgewicht erreicht haben, heißt das noch lange nicht, dass Sie aufhören sollten, sich Ziele zu setzen. Bleiben Sie motiviert und versuchen Sie, sich immer wieder neue Ziele zu stecken. Seien Sie so konkret wie möglich. "Ich will nicht wieder zunehmen" ist kein konkretes Ziel, und das Wort "nicht" hat in Ihren Zielen ohnehin keinen Platz. Setzen Sie sich stattdessen Zwischenziele, auf die Sie konkret hinarbeiten können. Zum Beispiel 10 Minuten

Sport pro Tag. Oder 10 Liegestütze hintereinander zu schaffen. Nehmen Sie sich Dinge vor, die Ihnen helfen, Ihr übergeordnetes Ziel zu erreichen.

Haben Sie immer etwas zu Essen dabei

In unserem stressigen Arbeitsalltag ist es keine Seltenheit, dass uns die Zeit fehlt, ausgewogene Mahlzeiten zuzubereiten. Wie oft haben Sie in den letzten Wochen und Monaten unterwegs oder im Stehen gegessen? Auch wenn eine Currywurst in der Imbissbude hier und da ganz lecker sein kann, sollte sie nicht zur Gewohnheit werden. Meal-Prep ist hier das Stichwort. Stehen Sie morgens eine Viertelstunde früher auf, um in Ruhe ein paar Snacks einzupacken. Sie werden sehen, dass Sie sich schnell daran gewöhnen und sich dank Ihrer gesunden Zwischenmahlzeit viel besser konzentrieren können. Aber Achtung: Essen Sie niemals nebenbei am PC, sondern nehmen Sie sich bewusst ein paar Minuten Zeit, um Ihre Mahlzeit zu sich zu nehmen. Unachtsames Essen führt dazu, dass Sie mehr zu sich nehmen, als eigentlich nötig.

Erkennen Sie emotionales Essen

Wann immer sie sich gestresst, traurig oder wütend fühlen, neigen viele Menschen dazu, ihre negativen Gefühle mit Essen herunterzuspülen.

Gehören Sie zu diesen Menschen? Dann beginnen Sie, Ihre Probleme auf konstruktivere Weise zu lösen. Wenn Sie das nicht ohne weiteres tun können, ist es keine Schwäche, professionelle Hilfe zu suchen. Es ist wichtig, dass Sie erkennen, wann Sie dazu neigen, emotional zu essen, und über eine Alternative für diese Situationen nachdenken. Es gibt viele Möglichkeiten, Ihre Frustration loszuwerden. Gehen Sie joggen, telefonieren Sie mit Ihrem besten Freund oder holen Sie sich einen Boxsack. Was immer Ihnen hilft, ist erlaubt.

Reduzieren Sie Ihren Stress

Stress steht der Gewichtsabnahme in vielerlei Hinsicht im Wege. In Stresssituationen produziert Ihr Körper Hormone, die dafür sorgen, dass überschüssige Energie in Form von Fett im Bauchbereich gespeichert wird. Stress ist auch für Ihren Heißhunger verantwortlich und bewirkt, dass Sie mehr essen, als Sie tatsächlich brauchen. Um Ihren Stresspegel zu reduzieren, sollten Sie den ganzen Tag über kleine Pausen einlegen, in denen Sie bewusst nichts tun und tief durchatmen. Auch Meditation kann Ihnen helfen, Ihren Stress abzubauen und Ihre Konzentrationsfähigkeit zu steigern.

Feiern Sie Erfolge

Auch wenn es auf den ersten Blick kontraproduktiv erscheinen mag, sind Belohnungen und Cheat-Tage der Schlüssel zum langfristigen Erhalt Ihres Körpergewichts. Seien Sie stolz auf Ihre Leistungen und machen Sie regelmäßig Pausen. Nutzen Sie Ihre neu gewonnene Freiheit und lassen Sie sich ab und zu zum Essen einladen. Sie brauchen nicht mehr allen Versuchungen des Lebens zu widerstehen, solange Sie sich ausgewogen ernähren und sich im Alltag ausreichend bewegen. Es kann helfen, wenn Sie weiterhin Kalorien zählen, um eine bessere Kontrolle darüber zu haben, wie viele Kcal Sie über Ihre Nahrung zu sich nehmen.

Der 14-Tage-Plan Ihrer Thonon-Diät

Kommen wir nun zu einem Plan, wie Sie bis zu 14 Tage der Thonon-Diät durchstehen, ohne sich Gedanken machen zu müssen, was Sie als nächstes essen. Dies sind alles Beispiel, im Anschluss finden Sie noch viele weitere Rezepte.

Tag 1

Morgens: Kaffee oder Tee (ungesüßt).
Mittags: Zwei gekochte Eier mit Spinat. Verzichten Sie nach Möglichkeit auf Salz.
Abends: Ein großes Steak oder drei kleinere Frikadellen mit Sellerie und Salat nach Belieben.

Tag 2

Morgens: Kaffee oder Tee. Wieder ungesüßt, dafür mit etwas Milch.
Mittags: Ein Steak und Salat mit Tomaten. Zum Nachtisch Früchte nach Belieben.
Abends: Gekochter Schinken nach Belieben.

Tag 3

Morgens: Schwarzer Kaffee oder ungesüßter Tee und eine Scheibe Vollkornbrot.
Mittags: Zwei gekochte Eier und Salat mit Tomaten nach Belieben.

Abends: Gekochter Schinken und Salat nach Belieben.

Tag 4

Morgens: Kaffee oder Tee ohne Zucker und etwas Brot.
Mittags: Ein hartgekochtes Ei, Karotten nach Belieben und ein Stück Käse.
Abends: Früchte nach Belieben und ein kleiner Becher Naturjoghurt.

Tag 5

Morgens: Schwarzer Kaffee oder Tee ohne Zucker und geriebene Karotten.
Mittags: Pochierter Fisch in Brühe und zwei große Tomaten.
Abends: Ein normal großes Steak und grüner Salat nach Belieben.

Tag 6

Morgens: Ungesüßter Kaffee oder Tee und etwas Brot.
Mittags: Gegrilltes Hühnchen nach Belieben.
Abends: Zwei gekochte Eier und Karotten nach Belieben.

Tag 7

Morgens: Tee oder Kaffee oder Kräutertee mit Zitrone
Mittags: Ein Steak und Obst nach Belieben.
Abends: Belohnen Sie sich mit Ihrem Lieblingsessen, aber alles in Maßen. Verzichten Sie auf Alkohol.

Tag 8 bis 14

In den ersten 7 Tagen haben Sie nun herausgefunden, welche Kombinationen Ihnen am besten gefallen. Lassen Sie sich ein wenig mehr Freiheit und stellen Sie sich aus den Komponenten der ersten sieben Tage oder aus den Rezepten Ihr eigenes Menü zusammen. Vergessen Sie jedoch nicht, Ihre Kalorien zu zählen, damit Sie unter den 600 bis 800 Kalorien pro Tag bleiben.

Vegetarische Alternativen

Steak, Frikadellen Schinken, Hühnchen, Fisch – was für die meisten omnivoren Menschen lecker klingt, kommt für Vegetarier nicht infrage. Deswegen habe ich Ihnen hier eine Liste an eiweißreichen Lebensmitteln zusammengestellt, die Sie statt Fleisch in Ihren Speiseplan einarbeiten sollten:

Tofu
Spinat
weiße Bohnen
Kichererbsen
Pilze
Chiasamen
Hirse
Nüsse
Kartoffeln
Petersilie

Fazit

Wenn Sie genau wissen, worauf Sie sich mit der Thonon-Diät einlassen, ist es eine großartige Diät, um schnell und effektiv abzunehmen. Aufgrund der proteinreichen Ernährung werden Sie mit dieser Diät nur sehr wenig Muskelmasse verlieren und selten hungrig sein. Dies unterscheidet die Thonon-Diät von anderen radikalen Ernährungsumstellungen. Wie Sie den Jo-Jo-Effekt erfolgreich verhindern können, haben Sie in diesem Buch ebenso gelernt wie praktische Tipps, wie Sie mit den Nachteilen der Thonon-Diät umgehen können. Kurz gesagt, wenn Sie diesen Ratgeber bis zum Ende gelesen haben, verfügen Sie über alle Werkzeuge, die Sie benötigen, um sofort mit dem Abnehmen zu beginnen und Ihr Gewicht nach der Diät zu halten. Wir wünschen Ihnen dabei viel Erfolg und viel Freude beim Nachkochen meiner Rezepte!

Rezepte

Frühstück

1. Frühstück Flohsamen-Drink

123 kcal pro Portion

Zutaten für 1 Portion:
3 EL Eiweißpulver
30 g Flohsamenschalen
300 ml Wasser

Zubereitung:
Alle Zutaten in einen Mixer geben und gut verrühren. Die Masse in ein Glas füllen und genießen. Danach ein bis zwei Gläser Wasser trinken.

2. Himbeer-Quark

73 kcal pro Portion

Zutaten für 1 Portion:
Vanille aus der Mühle
100 g fettarmer Quark (0,2 % Fett)
1 Prise Zimt
50g Himbeeren
2 EL Stevia

Zubereitung:
Mit etwas stillem Wasser den Quark cremig rühren. Danach Stevia, den Zimt sowie die Vanille hinzugeben und unterrühren. Zum Schluss die Himbeeren einrühren.

3. Frühstückseier

71 kcal pro Portion

Zutaten für 1 Portion:
Salz
3 Eier
1/2 TL Meerrettich
1 EL fettarmer Quark (0,2 % Fett)

Zubereitung:
Die Eier für ca. 6 Minuten hart kochen. In der Zeit den Meerrettich mit dem Quark vermischen und mit etwas Salz abschmecken. Die fertig gekochten Eier halbieren und die Eigelbe entfernen. Die Quark-Masse in die Eierhälften heben und mit einigen Kräutern garnieren.

4. Karotten-Quark

180 kcal pro Portion

Zutaten für 1 Portion:
1/2 TL Ingwer-Pulver
1 große Karotte
1 TL Zitronensaft
150 g Magerquark
50 g griechischer Joghurt

Zubereitung:
Die Karotten fein raspeln. Die Karottenraspeln mit dem Magerquark und dem griechischen Joghurt gut verrühren. Danach den Zitronensaft sowie das Ingwer-Pulver unterrühren.

5. Frühstücks Omelett mit Tomaten

118 kcal pro Portion

Zutaten für 1 Portion:
Salz und Pfeffer
3 Eier
5 Schnittlauchstengel
3 EL Sojamilch
5 Cherrytomaten

Zubereitung:
Zwei Eier trennen und das Eiweiß in eine Schüssel geben. Danach ein ganzes Ei hinzugeben. Den Schnittlauch in Röllchen schneiden und zusammen mit der Milch zu den Eiern geben. Alles gut verrühren. Den Backofen auf 180 °C vorheizen und in einer Pfanne die Eimasse für ca. 3 Minuten anbraten. Danach die Pfanne für 5-10 Minuten in den Backofen stellen. Das fertige Omelett mit den Tomaten auf einem Teller anrichten.

6. Frühstück Erdbeer-Salat

37 kcal pro Portion

Zutaten für 1 Portion:
2 frische Minzstiele
100 g Erdbeeren
1 Limette
1 kleine Gurke

Zubereitung:
Die Erdbeeren klein würfeln. Die Gurke waschen und in Scheiben schneiden. Die Minze ebenfalls waschen und die Blätter von den Stielen zupfen. Die Limette vierteln. Alles zusammen auf einem Teller anrichten und mit etwas Limettensaft beträufeln.

7. Frühstücks Gurken-Kiwi-Smoothie

160 kcal / Portion

Zutaten für 1 Portion:
Salz und Pfeffer
1 Salatgurke
1 EL Limettensaft
1 Kiwi
200 ml Mandelmilch

Zubereitung:
Die Gurke zuerst schälen und halbieren. Danach die Kerne entfernen und das Fruchtfleisch in grobe Würfel schneiden. Die Kiwi ebenfalls schälen und in Würfel schneiden. Beides zusammen mit dem Limettensaft und der Mandelmilch pürieren. Zum Schluss den Smoothie mit Salz und Pfeffer abschmecken.

8. Frühstücks Joghurtdrink

100 kcal pro Portion

Zutaten für 1 Portion:
Eiswürfel
200 g Joghurt (0,1 % Fett)
1 TL Zitronensaft
50 ml kohlensäurehaltiges Wasser
1 Msp. Salz

Zubereitung:
Alle Zutaten ohne die Eiswürfel vermischen und in ein hohes Gefäß geben. Zum Schluss die Eiswürfel hinzugeben und servieren.

9. Frühstück Rucola-Tomaten-Omelett

225 kcal pro Portion

Zutaten für 1 Portion:
Salz und Pfeffer
1 Ei
Kräuter
2 Eiklar
3 Rispentomaten
1 EL Hüttenkäse
1 TL Tomatenmark
1 Handvoll Rucola

Zubereitung:
Den Rucola klein hacken. Die Eier mit dem Tomatenmark und dem Hüttenkäse verrühren. Danach die Tomaten in Würfel schneiden und zusammen mit dem Rucola zu dem Hüttenkäse geben. Das Ganze mit den Kräutern, Salz und Pfeffer abschmecken. In einer Pfanne die Masse von beiden Seiten anbraten.

10. Frühstück Gemüse-Omelett

253 kcal pro Portion

Zutaten für 2 Portion:

etwas Salz und Pfeffer
1 mittelgroße Zucchini
etwas Masala
1 rote Paprika
100 ml Mineralwasser
1 rote Paprika
3 Eier
1 grüne Pfefferschote
2 EL Olivenöl
1/4 Stange Porree

Zubereitung:

Zuerst das Gemüse waschen. Die Pfefferschote und die Paprika entkernen. Die Paprika und die Zucchini in kleine Würfel schneiden. Die Pfefferschote und den Porree in dünne Scheiben schneiden. In einer Pfanne Öl erhitzen. Darin das Gemüse ohne den Porree für ca. 3 Minuten, unter gelegentlichem Rühren, anbraten. Danach den Porree hinzugeben und für 1 Minute mit garen. Alles mit den Gewürzen abschmecken. Die Eier verrühren. Alles über das Gemüse geben. Danach die Pfanne mit einem Deckel verschließen und alles für ca. 6 Minuten garen lassen. Zum Servieren das fertige Omelette halbieren.

11. Frühstück Green Smoothie

33 kcal pro Portion

Zutaten für 4 Portionen:
200 ml Wasser
2 EL Weizengraspulver
100 g Beeren
4-5 Salatblätter
1 Orange
1 Kiwi
der Saft einer Limette

Zubereitung:
Die Orange sowie die Kiwi schälen und klein schneiden. Die Salatblätter in Streifen schneiden. Alle Zutaten in einen Mixer geben und fein pürieren.

12. Joghurt-Suppe

98 kcal pro Portion

Zutaten für 2 Portionen:
roter Pfeffer
1 Salatgurke
Salz
1 saurer Apfel
Kräuter nach Wahl
250 g Magerjoghurt (0,1 % Fett)
1 EL Dill
1 EL Zitronensaft
1 Prise Erythritol
100 ml kohlensäurehaltiges Mineralwasser
1 EL Apfelessig

Zubereitung:
Die Gurke in Stücke schneiden, den Apfel schälen, das Kerngehäuse entfernen und in Stücke schneiden. Den Dill fein hacken. Den Apfel, den Joghurt, den Zitronensaft, die Gurke sowie das Wasser und 1/2 TL Salz in einen Mixer geben und fein pürieren. Die restlichen Zutaten in die Suppe geben und alles mit Salz, Pfeffer und den Kräutern abschmecken.

Hauptspeisen

13. Kabeljau mit Zucchini-Gurkengemüse

196 kcal pro Portion

Zutaten für 1 Portion:
etwas Knoblauch
1/2 Zucchini/etwas Ingwer
1/2 Gurke
etwas Kurkuma
1 Schalotte
Salz und Pfeffer
120 g Fisch
etwas Dill

Zubereitung:
Das Gemüse würfeln und in einer Pfanne erwärmen. Eventuell hier etwas Wasser hinzugeben damit nichts anbrennt. Die Zwiebel klein schneiden und zu dem Gemüse geben. Das Ganze mit Kurkuma, Salz und Pfeffer würzen. Noch etwas Wasser sowie den Dill hinzugeben und das Gemüse dünsten lassen. Den Fisch würzen und in einer separaten Pfanne mit etwas Wasser dünsten. Danach die Kräuter hinzugeben und zusammen mit dem Gemüse anrichten.

<u>14. Hack-Bällchen</u>

<u>150 kcal pro Portion</u>

<u>Zutaten für 2 Portionen:</u>
<u>Für die Hack-Bällchen:</u>
Salz und Pfeffer
200 g Tatar
1 kleine Schalotte
1 EL Dijon-Senf
<u>Für die Tomatensauce:</u>
1-2 Rosmarinzweige
1/2 Schalotte
Salz und Pfeffer
1/2 Knoblauchzehe
1 EL Xucker light
1 kleine Dose gehackte Tomaten
1 TL Würzpaste

<u>Zubereitung:</u>
Für die Hack-Bällchen, die Schalotte fein hacken und mit den restlichen Zutaten in einer Schüssel verkneten. Daraus kleine Hack-Bällchen formen und diese auf ein mit Backpapier ausgelegtes Backblech legen. Die Bällchen für 20 Minuten bei 150 - 180 °C garen. In der Zeit für die Tomatensauce die Schalotte sowie die Knoblauchzehe fein hacken. In einer Pfanne beides zusammen mit etwas Wasser anschmoren. Danach die Tomaten aus der Dose und die Würzpaste hinzugeben. Mit Salz, Pfeffer und Xucker alles abschmecken. Danach die Rosmarinzweige hinzugeben

und für 10-15 Minuten köcheln lassen. Zum Schluss die fertigen Hack-Bällchen hinzugeben und für weitere 5 Minuten kochen lassen.

15. Frikassee

147 kcal pro Portion

Zutaten für 4 Portionen:

etwas frische glatte Petersilie
400 g Hähnchenbrustfilet
etwas Zitronensaft
1 kg weißer Spargel
Meersalz
2 TL Würzpaste (alternativ Gemüsebrühe)
1-2 TL Bindemittel
30 g Kapern
1 EL Frischkäse 0,2 % Fett

Zubereitung:

Zuerst den Spargel schälen und in kleine Stücke schneiden. Danach die Hähnchenbrust in Würfel schneiden und in einen Topf geben. Das Fleisch mit Wasser bedecken und die Würzpaste hinzugeben. Alles zum Kochen bringen und für 5-10 Minuten köcheln lassen. Danach die Kapern sowie den Spargel hinzugeben und eventuell etwas Wasser auffüllen, sodass alles mit Wasser bedeckt ist. Das Ganze für weitere 8-10 Minuten köcheln lassen. Anschließend mit Salz und etwas Zitronensaft abschmecken. Jetzt den Frischkäse unterrühren und das Bindemittel hinzugeben.

16. Curry-Hähnchen

209 kcal pro Portion

Zutaten für 1 Portion:
frischer Schnittlauch
100 g Hähnchenbrust
1 TL Currypulver
250 g größere Austernpilze
1 EL Frischkäse 0,2 % Fett
1/2 rote frische Chilischote
1 TL Würzpaste (alternativ Gemüsebrühe)

Zubereitung:
Zuerst die Pilze schälen und in Streifen schneiden. Danach die Chilischote waschen, halbieren und in kleine Stücke schneiden. Die Hähnchenbrust ebenfalls waschen und abtupfen. Danach das Fleisch in Streifen schneiden. In eine beschichtete Pfanne die Pilze sowie das Hähnchenfleisch geben und scharf anbraten. Anschließend den Chili hinzugeben und mit etwas Wasser ablöschen. Jetzt das Curry unterrühren und den Frischkäse einrühren. Zum Schluss alles mit Salz abschmecken und vor dem Servieren mit Schnittlauch bestreuen.

17. Zucchini-Nudeln mit Thunfisch

220 kcal pro Portion

Zutaten für 1 Portion:

Meersalz und Pfeffer
1 Dose Thunfisch in eigenem Saft
1 gehäufter EL Frischkäse 0,2 % Fett
1 Zucchini
1 TL Würzpaste (alternativ Gemüsebrühe)
1/2 Bund Lauchzwiebeln

Zubereitung:

Die Lauchzwiebeln zuerst waschen und anschließend in dünne Ringe schneiden. Den Thunfisch abtropfen lassen. Mit einem Spiralschneider die Zucchini zu Spaghetti schneiden. In einer Pfanne mit etwas Wasser die Lauchzwiebeln andünsten. Danach den Thunfisch hinzugeben. Die Würzpaste unterrühren und eventuell etwas Wasser hinzugeben. Danach den Frischkäse einrühren. Zum Schluss die Zucchini hineingeben und unterheben. Alles gut vermischen und für eine kurze Zeit ziehen lassen.

18. Ingwer-Chili-Hähnchen

174 kcal pro Portion

Zutaten für 1 Portion:

1-2 EL Sojasauce
170 g Lauch
1/2 TL Würzpaste (alternativ Gemüsebrühe)
100 g Hähnchenbrustfilet
1/2 rote frische Chilischote
1 EL Frischkäse 0,2 % Fett
1 kleine Ingwer

Zubereitung:

Den Lauch waschen und in der Länge vierteln. Anschließend den Lauch in breite Stücke schneiden. Den Ingwer schälen und fein hacken. Die Chilischote waschen, entkernen und in dünne Streifen schneiden. Das Hähnchenbrustfilet ebenso in feine Streifen schneiden. In einer Pfanne mit etwas Wasser das Fleisch anbraten. Danach den Ingwer, die Würzpaste sowie die Chili hinzugeben. Alles für ca. 3-4 Minuten braten lassen. Anschließend den Lauch hinzugeben und mit schmoren lassen. Mit der Sojasauce das Ganze ablöschen und den Frischkäse unterrühren.

19. Meeresfrüchte mit Konjakspagetti

206 kcal pro Portion

Zutaten für 1 Portion:
100 g Konjak-Spaghetti
1/2 Tintenfischringe
1 EL Frischkäse 0,2 % Fett
160 g Fenchel
1 TL Würzpaste (alternativ Gemüsebrühe)
100 g rote Paprika
1 Schalotte

Zubereitung:
Die gefrorenen Meeresfrüchte in lauwarmem Wasser auftauen lassen. In der Zeit die Schalotte schälen und in feine Würfel schneiden. Den Fenchel halbieren und den Strunk entfernen. Anschließend den Ingwer in feine Streifen schneiden. Die Paprika waschen und halbieren. Die eine Paprikahälfte in größere Würfel schneiden. In einer Pfanne die Schalotte mit etwas Wasser andünsten und die aufgetauten Meeresfrüchte hinzugeben. Alles für ca. 5 Minuten köcheln lassen. Danach das restliche Gemüse hinzugeben und etwas Wasser hinzufügen. Anschließend Die Würzpaste einrühren und alles für 5-8 Minuten köcheln lassen. Zum Schluss den Frischkäse einrühren.

Salzwasser in einem Topf zum Kochen bringen und die Konjaknudeln nach Packungsanweisung kochen. Diese danach abgießen und mit in die Pfanne geben. Alles gut verrühren und auf einem Teller anrichten.

20 Spitzkohl mit Hack

162 kcal pro Portion

Zutaten für 2 Portionen:
Pfeffer/1/2 roter Spitzkohl
Meersalz/200 g Tatar
1-2 Petersilienstängel
1 Schalotte
1 kleine frische Chilischote
1 TL Würzpaste (alternativ Gemüsebrühe)
5 g Ingwer

Zubereitung:
Zuerst die Schalotte schälen und in kleine Würfel schneiden. Den Ingwer schälen und fein hacken. Die Chilischote waschen, halbieren und die Kerne entfernen. Das Fruchtfleisch der Chili in feine Würfel schneiden. Den Spitzkohl halbieren und den Strunk von einer Hälfte entfernen. Die andere Hälfte kann im Kühlschrank aufbewahrt werden. Die Spitzkohlhälfte in dünne Streifen schneiden. In einer Pfanne mit etwas Wasser das Tatar anbraten. Danach die Schalotte, den Ingwer sowie dem Chili hinzugeben und kurz mit garen. Anschließend den Spitzkohl hinzugeben und kurz anbraten. Mit Wasser ablöschen und die Würzpaste hinzufügen. Bei geschlossenem Deckel das Ganze für 5-8 Minuten schmoren lassen. Zum Schluss alles mit Salz und Pfeffer abschmecken.

21. Rosenkohl mit Hackfleisch-bällchen

209 kcal / Portion

Zutaten für 2 Portionen:
350 g Rosenkohl
Salz und Pfeffer
2 TL Würzpaste (alternativ Gemüsebrühe)
Muskat
1 EL Frischkäse 0,2 % Fett
Für die Hackbällchen:
Salz und Pfeffer
200 g Tatar
1 Schalotte
1 EL Dijon-Senf

Zubereitung:
Den Rosenkohl waschen. In einen Topf ausreichen Wasser geben und darin den Rosenkohl mit der Würzpaste für ca. 15 Minuten kochen. In der Zeit die Schalotte schälen und fein hacken. Das Tatar mit dem Senf, der Schalotte sowie Salz und Pfeffer vermischen. Alles gut verkneten und aus der Masse kleine Bällchen formen. Diese in einer Pfanne von allen Seiten anbraten. Den fertigen Rosenkohl pürieren und den Frischkäse unterrühren. Das Ganze mit Salz, Pfeffer und Muskat abschmecken.

22. Fischsuppe mit Paprika

183 kcal pro Portion

Zutaten für 2 Portionen:
Zitrone
200 g Wildlachs
Salz und Pfeffer
1 Schalotte
Zitronensaft
10 g Ingwer
Schnittlauch
1 rote Paprika
1 kl. Dose geschälte Tomaten
2 TL Würzpaste (alternativ Gemüsebrühe)

Zubereitung:
Den gefrorenen Lachs in lauwarmem Wasser auftauen. In der Zeit den Ingwer und die Schalotte schälen und beides in feine Würfel schneiden. Die Paprika in feine Streifen schneiden. Den aufgetauten Lachs abtupfen und in breite Würfel schneiden. In einem Topf mit Wasser die Schalotte, den Ingwer und die Paprika andünsten. Das Ganze mit den Tomaten aus der Dose ablöschen und die Tomaten dabei etwas zerdrücken. Anschließend etwas Wasser hinzugeben. Danach die Würzpaste sowie den Lachs hinzugeben und alles für 10 Minuten bei geringer Hitze köcheln lassen. Zum Schluss alles mit Zitrone, Salz und Pfeffer abschmecken.

23. Wirsingsuppe

200 kcal pro Portion

Zutaten für 4 Portionen:
Salz und Pfeffer/1/2 Wirsingkohl/1 TL Kurkuma/400 g Tatar/1 TL Kreuzkümmel/2 Schalotten/2 TL Würzpaste (alternativ Gemüsebrühe)
1 Knoblauchzehe/1 frische Chili
30 g Ingwer/1/2 Dose gehackte Tomaten

Zubereitung:
Zuerst die Knoblauchzehe, die Schalotten und den Ingwer schälen. Alles fein hacken. Die Chili waschen, entkernen und in feine Stücke schneiden. Die äußeren Blätter von dem Wirsing entfernen. Den restlichen Wirsing halbieren, waschen und vierteln. Die Strünke entfernen und den restlichen Wirsing in dünne Streifen schneiden. Den Tatar in einer Pfanne mit etwas Wasser krümelig anbraten. Danach die Schalotten, den Knoblauch, den Ingwer und die Chili hinzufügen. Alles in einen großen Topf geben und mit 1 Liter Wasser ablöschen. Danach den Wirsing hinzugeben und nochmals mit Wasser auffüllen, sodass der Topf zur Hälfte gefüllt ist. Jetzt die Würzpaste und die gehackten Tomaten sowie die Gemüse hinzugeben. Mit Salz und Pfeffer alles abschmecken. Für ca. 20 Minuten das Ganze bei geschlossenem Deckel köcheln lassen.

24.Mangold-Hack-Röllchen

164 kcal pro Portion

Zutaten für 2 Portionen:

Für die Röllchen:

Salz und Pfeffer
6 Mangold-Blätter
1 EL Frischkäse 0,2 % Fett
200 g Tatar
1/2 Schalotte
1 EL Dijon-Senf

Für die Tomatensauce:

Salz und Pfeffer
1/2 Schalotte
1 EL Light Xucker
1/2 Knoblauchzehe
1 Dose geschälte Tomaten

Zubereitung:

Die halbe Schalotte häuten und fein würfeln. Diese zusammen mit dem Tatar, dem Frischkäse, dem Senf, Salz und Pfeffer vermischen. Die Mangold-Blätter waschen und die dicken Stiele entfernen. Anschließend die Stiele hacken. Die Hackfleischmasse in 6 Portionen aufteilen und auf die Mangold-Blätter geben. Danach die Blätter um die Hackfleischmasse wickeln.

Den Knoblauch sowie die halbe Schalotte schälen und fein hacken. Beides in einem Topf mit etwas Wasser dünsten. Das Ganze mit den Tomaten ablöschen und die Mangold-Stiele hinzugeben. Alles für ca. 5 Minuten köcheln lassen. Mit Salz, Pfeffer und dem Xucker abschmecken und die Sauce in eine Auflaufform geben. Danach die Mangold-Hackfleisch-Röllchen hineinlegen. Die Röllchen sollten mit der Sauce bedeckt sein. Das Ganze bei 150 °C für ca. 30 Minuten im Backofen backen.

<u>25. Tomatensuppe</u>

<u>*104 kcal pro Portion*</u>

<u>Zutaten für 1 Portion:</u>

3 Zweige Thymian
1 Dose geschälte Tomaten
Salz und Pfeffer
1/2 Schalotte
1 EL Frischkäse 0,2 % Fett
1 TL Würzpaste
1 EL Dijon-Senf
100 g Tatar

<u>Zubereitung:</u>

Zuerst die Schalotte schälen und in feine Würfel schneiden. Diese in einem Topf mit etwas Wasser andünsten. Danach mit den Tomaten ablöschen und die Würzpaste sowie die Thymianzweige hinzugeben. Bei schwacher Hitze alles köcheln lassen. Tatar mit Salz, Pfeffer und dem Dijon-Senf vermischen und kleine Bällchen formen. Diese in einer Pfanne knusprig anbraten. Aus der Suppe die Thymianzweige entfernen und etwas Wasser in die Suppe geben. Alles pürieren. Anschließend den Frischkäse unterrühren und mit Salz sowie Pfeffer abschmecken.

26. Gefüllte Paprika

251 kcal pro Portion

Zutaten für 2 Portionen:
Salz und Pfeffer/8 kleine Paprika
1/2 EL Dijon-Senf/300 g Tatar
1 TL Paprikapulver/2 Frühlingszwiebeln
1 EL Tomatenmark
1 EL Würzpaste (alternativ Gemüsebrühe)

Zubereitung:
Die Paprika waschen und von 6 Stück die Stiele entfernen. Diese anschließend aushöhlen. Die beiden restlichen Paprika fein schneiden. Die Frühlingszwiebeln ebenfalls waschen, schälen und in feine Würfel schneiden. Das Tatar mit dem Senf, Salz und Pfeffer vermischen. Danach die Frühlingszwiebeln sowie die geschnittene Paprika mit dem Tatar verkneten. Die Tatar-Masse in die ausgehöhlten Paprika füllen. Die Paprika anschließend in einem Topf mit etwas Wasser unter gelegentlichem Wenden anbraten. Eventuell Wasser nachgießen. Die angebratenen Paprika nach ca. 10 Minuten halb mit Wasser bedecken und das Paprikapulver sowie die Würzpaste hinzugeben. Alles für ca. 20 Minuten schmoren lassen. Zum Schluss das Tomatenmark hinzugeben und mit Salz sowie Pfeffer abschmecken.

27. Hähnchen mit Pilzen

197 kcal pro Portion

Zutaten für 1 Portion:

Salz und Pfeffer
100 g Hähnchenbrustfilet
125 g Konjak-Bandnudeln
250 g braune Champignons
1 EL Frischkäse 0,2 % Fett
2 Frühlingszwiebeln
1 TL Würzpaste

Zubereitung:

Die Champignons waschen und in Scheiben schneiden. Die Frühlingszwiebeln waschen und in Stücke schneiden. Die Hähnchenbrustfilets in feine Streifen schneiden. Diese mit etwas Wasser in einer Pfanne andünsten. Anschließend die Frühlingszwiebeln hinzugeben. Danach die Champignons hineingeben und alles schmoren lassen. Jetzt etwas Wasser und die Würzpaste sowie den Frischkäse einrühren. Das Ganze mit Salz und Pfeffer abschmecken. Die Bandnudeln mit kaltem Wasser abspülen und anschließend in einem Topf mit Wasser für ca. 1 Minute kochen. Dazu 1 TL Würzpaste geben.

28. Pikantes Gulasch

257 kcal pro Portion

Zutaten für 3 Portionen:
125 g Konjak-Bandnudeln
450 g Schweinefilet
1 Rosmarinzweig
2 Knoblauchzehen
1 TL Paprikapulver
2 kleine Schalotten
Salz und Pfeffer
2 rote Paprika
1/2 rote frische milde Chilischote
2 gelbe Paprika
2 TL Dijon-Senf
2 EL Tomatenmark

Zubereitung:
Die Schalotten schälen und halbieren. Anschließend diese in feine Scheiben schneiden. Die Knoblauchzehen schälen und zerdrücken. Die Paprika waschen, entkernen und würfeln. Die Chilischote entkernen und in feine Stücke schneiden. Das Schweinefleisch in Würfel schneiden. In einen Schmortopf etwas Wasser geben und darin das Fleisch von allen Seiten anbraten. Danach die Schalotten, die Chilischote sowie den Knoblauch hinzugegeben. Alles anbraten. Danach die Paprika hineingeben und ebenfalls kurz anbraten lassen. Zum Schluss das

Tomatenmark hinzugeben. Mit ca. 150 ml Wasser das Ganze ablöschen. Mit der Würzpaste, dem Senf, Paprikapulver und Rosmarin abschmecken und für weitere ca. 30 Minuten schmoren lassen. Zum Schluss mit Salz sowie Pfeffer abschmecken. Die Nudeln in Wasser und etwas Würzpaste für 1 Minute kochen. Anschließend abgießend und alles auf einem Teller anrichten.

29. Rinderfilet mit Selleriepüree

213 kcal pro/ Portion

Zutaten für 1 Portion:
1 Petersilienstängel
100 g Rinderfilet
Pfeffer
1/2 Knollensellerie
1 EL Gemüsebrühe

Zubereitung:
Zuerst den Sellerie waschen und in Würfel schneiende. Sellerie mit der Gemüsebrühe in einen Topf geben und mit Wasser bedecken. Alles für ca. 20 Minuten bei geschlossenem Deckel kochen lassen. In der Zeit das Rinderfilet in einer Pfanne von allen Seiten anbraten. Danach in Alufolie einwickeln und für ca. 10 Minuten im Backofen bei 150 °C fertig garen lassen. Den Sellerie abgießen und anschließend fein pürieren. Das Selleriepüree auf einem Teller anrichten und das fertige Rinderfilet dazu anrichten. Das Fleisch mit Salz und Pfeffer würzen. Vor dem Servieren alles mit der gehackten Petersilie garnieren.

30. Grüner Spargel mit Hähnchen

166 kcal pro Portion

Zutaten für 1 Portion:
Chiliflocken/1 Bund geschälter grüner Spargel
Salz und Pfeffer/100 g Hähnchenfilets
1 EL Sojasauce
125 g Konjak Reis
1/2 TL Würzpaste

Zubereitung:
Den Spargel abspülen und die Enden abschneiden. Mit einem Spargelschäler den unteren Teil dünn schälen. Den Spargel in Stücke schneiden und in Salzwasser für ca. 5 Minuten kochen. Danach den Spargel abgießen und warm halten. Anschließend das Fleisch mit kaltem Wasser abwaschen und trocken tupfen. Das Fleisch in Stücke schneiden und mit Salz sowie Pfeffer und Chiliflocken bestreuen. Den Reis unter kaltem Wasser abspülen und in einem Topf zusammen mit 1/2 TL Würzpaste für ca. 1 Minute kochen. Danach den Reis abgießen und in eine Schüssel geben. Das Hähnchenfleisch in einer Pfanne von allen Seiten anbraten und mit der Sojasauce ablöschen. Alles zusammen auf einem Teller anrichten und mit der Petersilie bestreuen.

31. Rinderfilet mit Garnelen

294 kcal pro Portion

Zutaten für 1 Portion:

Zitronensaft
250 g Brokkoli
Salz und Pfeffer
100 g Rinderfilet
1/2 Knoblauchzehe
5 Rotgarnelen ohne Schale

Zubereitung:

Zuerst den Knoblauch schälen und fein hacken. Die Garnelen gegebenenfalls in lauwarmem Wasser auftauen lassen. Den Zitronensaft mit dem Knoblauch, Salz und Pfeffer verrühren. Darin die aufgetauten Garnelen marinieren. In der Zeit den Brokkoli putzen und in Salzwasser für ca. 8-10 Minuten kochen. Das Fleisch zusammen mit den marinierten Garnelen in einer Pfanne von allen Seiten anbraten. Zum Schluss alles zusammen auf einem Teller anrichten und das Fleisch mit Salz sowie Pfeffer würzen.

32. Tatar-Zucchini auf orientalisch

232 kcal pro Portion

Zutaten für 1 Portion:
3 Minzblätter/100 g Tatar
1 glatter Petersilienstengel/1/2 Schalotte
1 EL Essig/1/2 Knoblauchzehe
Salz und Pfeffer/1 Zucchini
1 EL Gewürzmischung/1 EL fettarmer Quark
(0,2 % Fett)/1/2 Salatgurke

Zubereitung:
Das Tatar zuerst in eine Fläche rechteckige Scheibe formen und in einer Pfanne von beiden Seiten anbraten. Danach in kleine rechteckige Stücke teilen. Die Schalotte schälen und in feine Würfel schneiden. Diese in der Pfanne anbraten und die Pfanne anschließend vom Herd nehmen. Die Zucchini waschen und die Enden entfernen. Danach die Zucchini in Viertel Scheiben schneiden. Diese mit in die Pfanne geben und alles nochmals erwärmen. Das Ganze mit etwas Wasser ablöschen. Mit der Gewürzmischung, Salz und Pfeffer abschmecken. Alles zusammen bei kleiner Hitze schmoren lassen. In der Zeit die Salatgurke schälen und raspeln. Die Gurkenraspeln in eine Schüssel geben und zusammen mit etwas Salz, dem Essig und dem Quark verrühren. Die Minzblätter fein hacken und zu der Gurke

geben. Die Petersilie in feine Streifen schneien-den. Alles zusammen auf einem Teller anrichten und mit der Petersilie bestreuen.

33. Blumenkohl-Lachs-Curry

170 kcal pro Portion

Zutaten für 1 Portion:
1 frischer glatter Petersilienstengel
100 g Wildlachs/Curry
200 g Blumenkohl/Salz und Pfeffer
1/2 Schalotte/der Saft 1/2 Zitrone/15 g Ingwer

Zubereitung:
Zuerst die Blätter vom Blumenkohl entfernen und diesen waschen. Den ganzen Blumenkohl für ca. 10-15 Minuten kochen. Diesen anschließend abgießen und dabei etwas von dem Kochwasser auffangen. Den Blumenkohl im Röschen teilen. Danach den Wildlachs gegebenenfalls in einem warmen Wasserbad auftauen lassen. Den Zitronensaft mit Salz und Pfeffer vermischen. Darin den aufgetauten Lachs marinieren. In der Zeit die Schalotte in feine Würfel schneiden und den Ingwer fein hacken. In einer Pfanne die Schalotten sowie den Ingwer anrösten. Danach das Curry, Salz und Pfeffer hinzugeben. Mit dem aufgefangenen Blumenkohlwasser das Ganze ablöschen. Danach die Blumenkohlröschen hinzugeben und alles gut verrühren. Zum Schluss den marinierten Lachs in einer separaten Pfanne von allen Seiten anbraten. Alles zusammen auf einem Teller anrichten und mit der gehackten Petersilie garnieren.

34. Thunfisch-Curry

201 kcal pro Portion

Zutaten für 1 Portion:
etwas Zitronensaft
100 g Thunfisch Medaillons
Salz und Pfeffer
1/2 saurer Apfel
1 TL Curry
1 kleine Zucchini
1 TL Gemüsebrühe
1/2 Knoblauchzehe
1/2 rote Zwiebel

Zubereitung:
Den Knoblauch schälen und fein hacken. Zusammen mit der Gemüsebrühe und dem Currypulver in eine Schüssel geben. Dazu ca. 50 ml Wasser geben und alles gut verrühren. Den Thunfisch gegebenenfalls auftauen lassen und anschließend in Würfel schneiden. Diese auf ein mit Backpapier ausgelegtes Backblech legen und mit Salz, Pfeffer sowie Zitrone würzen. Jetzt den Backofen auf 180 °C Umluft vorheizen. In der Zeit die Zucchini halbieren und die Kerne entfernen. Das Fruchtfleisch in Scheiben schneiden. Den Apfel ebenfalls würfeln. Die Zwiebel schälen und in halbe Scheiben schneiden. Die Zwiebel, die Zucchini und den Apfel zu dem Curry geben und gut verrühren. Mit Salz sowie Pfeffer abschmecken. Das Ganze zu dem Thunfisch auf

das Backblech geben und mit einem weiteren Backpapier bedecken. Dabei die Ränder so falten, dass das Backpapier nicht aufgeht. Das Ganze für ca. 30-40 Minuten in dem Backofen braten. Ab und zu alles wenden.

35. Gefüllte Zucchini

201 kcal pro Portion

Zutaten für 1 Portion:
1 Prise Zimt
1 mittelgroße Zucchini
Salz und Pfeffer
1/2 Knoblauchzehe
1 EL Tomatenmark
100 g Tatar
1/2 Schalotte

Zubereitung:
Die Zucchini zuerst halbieren und die Enden entfernen und das Fruchtfleisch entfernen. Danach die Zucchini mit Salz bestreuen Das Tatar mit den restlichen Zutaten vermischen und in die Zucchini füllen und für ca. 20 Minuten im Backofen bei 200 °C Umluft backen
Zum Schluss alles mit frischen Kräutern bestreuen.

36. Brokkoli-Suppe

209 kcal pro Portion

Zutaten für 1 Portion:
Salz und Pfeffer
250 g Brokkoli
1 EL Paprikapulver
100 g Hähnchenfilets
1 EL Sojasauce
1 EL Frischkäse 0,2 % Fett
1 TL Würzpaste

Zubereitung:
Den Brokkoli waschen und in Röschen teilen. Die Brokkoliröschen in einem Topf mit Salzwasser zum Kochen bringen und für ca. 10-15 Minuten kochen lassen. In der Zeit das Hähnchenfilets waschen und trocken tupfen. Anschließend mit Paprikapulver, Salz und Pfeffer marinieren. Das Fleisch in einer Pfanne anbraten und mit der Sojasauce ablöschen. Von dem fertigen Brokkoli ca. die Hälfte des Wasser abgießen. Danach die Würzpaste zu dem Brokkoli geben und alles gut pürieren. Es sollte eine cremige Konsistenz entstehen. Anschließend den Frischkäse unterrühren und die Brokkolisuppe auf einem Teller anrichten. Das Hähnchenfleisch klein schneiden und in die Suppe geben.

37. Reispfanne mit Tomaten-Hack

184 kcal pro Portion

Zutaten für 1 Portion:
einige Blätter frischer Oregano oder Petersilie
100 g Tatar
Salz und Pfeffer
1/2 Schalotte
300 g Cherrytomaten
125 g Konjak-Reis

Zubereitung:
Die Schalotte zuerst in feine Würfel schneiden. Diese zusammen mit dem Tatar in einer Pfanne anbraten. Die Cherrytomaten vierteln und mit in die Pfanne geben. Den Konjak-Reis abspülen und in Salzwasser für ca. 1 Minute kochen lassen. Danach den fertigen Reis abgießen und mit in die Pfanne geben. Alles gut verrühren und auf einem Teller anrichten. Den Oregano oder die Petersilie hacken und über dem Gericht verteilen.

38. Porree-Hack-Suppe

236 kcal pro Portion

Zutaten:

Salz und Pfeffer
100 g Tatar
1 Prise Muskat
2 Stangen Porree
1 EL Würzpaste (alternativ Gemüsebrühe)
1 EL Frischkäse 0,2% Fett

Zubereitung:

Zuerst die Stiele von dem Porree entfernen. Danach den Porree in breite Ringe schneiden und diese anschließend halbieren. Die Porreeringe waschen. In einem Topf das Tatar anbraten und den Porree hinzugeben. Anschließend bis zur Hälfte mit Wasser auffüllen. Jetzt die Würzpaste hinzugeben und das Ganze für ca. 10 Minuten kochen lassen. Den Frischkäse einrühren und mit Salz, Pfeffer sowie Muskat abschmecken.

39. Thunfischsteak

155 kcal pro Portion

Zutaten für 1 Portion:
Salz und Pfeffer
100 g Thunfisch Medaillons
1 TL light Xucker
10 Radieschen
1 EL Zitronensaft
1 EL Frischkäse 0,2 % Fett
3 Stengel Schnittlauch

Zubereitung:
Die gefrorenen Thunfisch Medaillons unter warmen Wasser antauen lassen. Diese danach trocken tupfen. Die Radieschen waschen und die Stiele sowie die Wurzel entfernen. Die Radieschen in feine Scheiben schneiden. Den Frischkäse mit etwas Wasser cremig rühren. Diesen mit dem Xucker, Salz, Pfeffer und Zitronensaft abschmecken. Den Schnittlauch in Röllchen schneiden und unter den Frischkäse rühren. Den Thunfisch in einer Pfanne von allen Seiten für ca. 3-5 Minuten anbraten. Alles zusammen auf einem Teller anrichten. Den Thunfisch mit Salt sowie Pfeffer würzen und mit dem Schnittlauch garnieren.

40. Rindfleischstreifen mit Gemüse

252 kcal pro Portion

Zutaten für 1 Portion:
1 Prise Salz und Pfeffer/125 g mageres Rindfleisch/1 Prise Paprikapulver/100 g Brokkoli
1/2 Knoblauchzehe/50 g Champignons
50 ml Gemüsebrühe/1 Zwiebel/10 g Ingwerpulver/1 gelbe Paprika/1 milde Chilischote

Zubereitung:
Das Rindfleisch waschen und trocken tupfen. Danach das Fleisch in Streifen schneiden. Mit Salz und Pfeffer würzen. Von dem Brokkoli die Röschen lösen und waschen. Die Champignons putzen und in Scheiben schneiden. Von der Paprika den Stiel und die Kerne entfernen. Das Fruchtfleisch in Streifen schneiden. Den Knoblauch sowie die Zwiebel schälen und beiden klein würfeln. Zusammen mit dem Rindfleisch, Knoblauch und die Zwiebeln für ca. 3 Minuten anbraten. Danach das Gemüse hinzugeben und ebenfalls kurz braten. Alles mit der Gemüsebrühe ablöschen. Mit Salz, Pfeffer, Paprikapulver und dem Chili sowie dem Ingwerpulver abschmecken. Zum Schluss alles bei mittlerer Hitze köcheln lassen bis die gewünschte Konsistent erreicht ist.

41. Nudelauflauf

290 kcal pro Portion

Zutaten für 1 Portion:
1 Prise Salz und Pfeffer
125 g Slendier Konjaknudeln
Italienische Kräuter
1 Tomate
1 Prise Chiliflocken
150 g schnittfester Tofu
1 Knoblauchzehe
5 Champignons
5 Baslikumblätter
100 g Zucchini
100 ml gehackte Tomaten

Zubereitung:
Die Tomate, die Zucchini, die Champignons, den Knoblauch sowie den Tofu in kleine Stücke schneiden. Alles zusammen in eine Schüssel geben. Die Basilikumblätter fein schneiden und mit dem Gemüse vermischen. Alles mit Salz und Pfeffer würzen. Die Konjaknudeln mit kaltem Wasser abspülen und zu dem Gemüse geben. Alles miteinander verrühren. Das Ganze in eine Auflaufform geben. Darüber die gehackten Tomaten verteilen und nochmals würzen. Den Auflauf für 20 Minuten bei 180 °C backen.

42. Gemüse-Hackfleisch-Topf

220 kcal pro Portion

Zutaten für 4 Portionen:
frische Kräuter
400 g mageres Hackfleisch
1 Prise Salz und Pfeffer
1 Paprika
1 Prise Brühe
1 Zucchini
1 Prise Paprikapulver
1 Zwiebel
1 Prise Cayennepfeffer
1 Knoblauchzehe
1 Pck. passierte Tomaten
1 Dose gehackte Tomaten

Zubereitung:
Zuerst das Gemüse waschen und in Würfel schneiden. Die Zwiebel ebenfalls würfeln und den Knoblauch pressen. Das Hackfleisch mit der Zwiebel und dem Knoblauch anbraten. Mit den passierten Tomaten ablöschen und für ca. 10 Minuten köcheln lassen. Alles mit Salz, Pfeffer und den Kräutern abschmecken. Das Ganze nochmals für ca. 10 Minuten köcheln lassen und anschließend servieren.

43. Marinierter Thunfisch

233 kcal pro Portion

Zutaten für 1 Portion:

1 Prise Salz und Pfeffer
150 g Thunfischsteak
1 Prise rosenscharfes Paprikapulver
1 kleine Chilischote
1 Oreganostiel
1 rote Zwiebel
1 EL Balsamico-Essig
30 g Kapern
100 g Cherrytomaten

Zubereitung:

Die Chilischote klein schneiden. Das Paprikapulver darunter mischen. Darin den Thunfisch wenden und für 1 Stunde an einem kühlen Ort ziehen lassen. In der Zeit die Zwiebel schälen und in feine Würfel schneiden. Die Kapern abtropfen lassen und grob hacken. Die Tomaten klein schneiden. Die Tomaten, die Zwiebeln und die Kapern in einer Schüssel mit dem Essig mischen. Alles mit Salz sowie Pfeffer würzen. Den Oregano waschen und trocken schütteln. Danach die Blätter von den Stielen entfernen und grob hacken. Diese ebenfalls zu den Tomaten geben.

44. Putenbrust mit Zwiebel-Sauce

289 kcal pro Portion

Zutaten für 1 Portion:
1 L frisch gehackter Koriander
200 g Putenbrust
1/2 TL Kardamom
200 g rote Zwiebeln
1/2 TL grob geriebener Pfeffer
2 EL Tomatenmark
1/2 TL Paprikagewürz
1/2 TL Ingwerpulver
1/2 TL Koriander
1/2 TL Chilipulver

Zubereitung:
Die Putenbrust in dicke Scheiben schneiden. Die Zwiebel fein hacken und den Knoblauch pressen. In einer Pfanne die Zwiebeln goldbraun braten. Danach die Temperatur reduzieren und den Ingwer, den Knoblauch, Koriander, Chili, Pfeffer sowie den Kardamom hinzugeben. Alles miteinander verrühren. Mit dem Tomatenmark ablöschen und die Putenbrust hinzugeben. Bei geschlossenem Deckel das Ganze für ca. 20 Minuten bei mittlerer Hitze garen lassen. Danach alles auf einem Teller anrichten und mit dem Koriander bestreuen.

45. Gegrillter Hecht

202 kcal pro Portion

Zutaten für 1 Portion:

1 Prise Salz und Pfeffer
200 g frischer Hecht
1 Thymianzweig
1 Zitrone
150 g Romana Salat
100 g Cherrytomaten

Zubereitung:

Den Hecht zuerst säubern und auf Alufolie legen. Die Zitrone halbieren. Eine Hälfte in Scheiben schneiden und zusammen mit dem Thymian den Hecht damit füllen. Die andere Hälfte der Zitrone auspressen. Den Fisch mit Salz, Pfeffer und Zitronensaft würzen. Den Hecht in die Alufolie wickeln und bei 200 °C für 15 Minuten im Backofen garen. In der Zeit den Salat wachen und trocken schleudern. Die Cherrytomaten halbieren und mit dem Salat vermischen. Den fertigen Hecht zusammen mit dem Salat anrichten und servieren.

46. Frikadelle mit Kohlrabi-pommes

155 kcal pro Portion

Zutaten für 1 Portion:
1 Prise Salz und Pfeffer
120 g Rindertatar
2 Knoblauchzehen / 1 großer Kohlrabi
Zubereitung:
Zuerst den Backofen auf 210 °C Ober-/Unterhitze vorheizen. Den Kohlrabi schälen und in Streifen schneiden. Danach mit Salz und Pfeffer würzen. Den Kohlrabi für ca. 25-30 Minuten im Backofen backen. In der Zeit das Tatar in eine Schüssel geben. Den Knoblauch klein schneiden und zu dem Tatar geben. Alles gut vermischen und mit Salz sowie Pfeffer würzen. Aus der Masse kleine Bällchen formen. Diese in einer Pfanne ohne Fett anbraten. Die fertigen Kohlrabipommes abkühlen lassen und zusammen mit den Frikadellen anrichten.

47. Gemüseeintopf mit Soja-schnetzeln

152 kcal pro Portion

Zutaten für 1 Portion:
1 Prise Salz und Pfeffer
150 g Valess Filetstückchen
1 Prise Chiliflocken
100 g Tomaten
Thymian
100 g Zucchini
1/2 TL Gemüsebrühe
100 g Zucchini
1 kleine Knoblauchzehe
50 g rote Zwiebeln
50 g Champignons
50 g Paprika

Zubereitung:
Das Gemüse waschen und klein schneiden. Die Knoblauchzehe fein hacken. Die Zwiebel, die Champignons, das Filet sowie den Knoblauch in einer Pfanne anbraten. Danach die Zucchini, die Paprika und die Tomaten hinzugeben. Mit Salz, Pfeffer, Thymian, Gemüsebrühe und den Chiliflocken würzen und gut verrühren. Alles für ca. 5 Minute braten. Danach mit 50 ml Wasser ablöschen und nochmals für 20 Minuten köcheln lassen.

48. Weißkohlpfanne

224 kcal pro Portion

Zutaten für 1 Portion:
1 Prise Salz und Pfeffer
150 g geräucherter Tofu
1 Prise Chiliflocken
300 g Weißkohl
1 TL Limettensaft
1 Frühlingszwiebel
50 ml Gemüsebrühe
5 g frischer Ingwer
2 EL Sojasauce

Zubereitung:
Zuerst den Ingwer schälen und fein reiben. Diesen mit der Sojasauce vermischen. Den Tofu in Scheiben schneiden und in der Sojasauce marinieren. In der Zeit den Weißkohl und die Zwiebel putzen und klein schneiden. Beides in einer Pfanne für ca. 3 Minuten anbraten. Danach mit der Gemüsebrühe ablöschen und für ca. 10 Minuten bei geschlossenem Deckel schmoren lassen. Den Tofu aus der Marinade nehmen und in einer separaten Pfanne von allen Seiten anbraten. Das Gemüse mit den Chiliflocken, dem Limettensaft und der Marinade würzen. Den Tofu zusammen mit dem Gemüse anrichten.

49. Hähnchenbrustfilet mit Tomate und Basilikum

189 kcal pro Portion

Zutaten für 1 Portion:
1 Prise Salz und Pfeffer
150 g Hähnchenbrustfilet
1 Prise Paprikapulver
4 Tomaten
1 Knoblauchzehe
1/2 Zwiebel
5 Basilikumblätter

Zubereitung:
Die Knoblauchzehe fein hacken. In einer Pfanne das Hähnchenbrustfilet mit dem Knoblauch anbraten. Mit Salz, Pfeffer und Paprikapulver würzen. In der Zeit die Tomaten waschen und klein würfeln. Die Zwiebel und die Basilikumblätter fein hacken und zusammen mit den Tomaten vermischen. Das Ganze mit Salz und Pfeffer abschmecken. Alles zusammen auf einem Teller anrichten und servieren.

50. Lammlachs mit Rucolasalat

210 kcal pro Portion

Zutaten für 1 Portion:
1 Prise Salz und Pfeffer
150 g Lammlachs
1 Knoblauchzehe
250 g Rucola
1/2 Zwiebel
1 große Tomate
Gemüsebrühe-Pulver

Zubereitung:
Die Tomaten und den Rucola waschen. Die Zwiebel würfeln und den Knoblauch schälen. Den Rucola zusammen mit dem Knoblauch, den Zwiebeln und den Tomaten anbraten. In einer Pfanne den Lammlachs von allen Seiten für ca. 1 Minute anbraten. Danach aus der Pfanne nehmen und ruhen lassen. Die Tomaten mit Gemüsebrühe-Pulver abschmecken und aufkochen lassen.

51. Kohlroulade

278 kcal pro Portion

Zutaten für 1 Portion:

1 Prise Salz und Pfeffer
150 g mageres Rinderhackfleisch
1 Prise Paprika edelsüß
1/2 kleiner Kopf Weißkohl
200 ml Gemüsebrühe / 1 kleine rote Zwiebel
50 ml passierte Tomaten / 1 TL Tomatenmark

Zubereitung:

Vom dem Weißkohl den Strunk entfernen. Den Kohl anschließend in kochendem Wasser bei schwacher Hitze für einige Minuten weich köcheln. Die Zwiebel fein hacken. In einer Pfanne die Zwiebeln mit dem Hackfleisch anbraten. Danach das Tomatenmark und die passierten Tomaten hinzugeben. Alles mit den Gewürzen abschmecken und bei schwacher Hitze köcheln lassen. Den fertigen Kohl aus dem Topf nehmen und die Blätter trennen. Das Hackfleisch in die Kohlblätter heben und diese zusammenrollen. Mit einem Küchengarn die Rouladen fixieren. In einem Topf die Kohlrouladen von allen Seiten anbraten und mit der Gemüsebrühe ablöschen. Das Ganze für ca. 20 Minuten bei mittlerer Hitze schmoren lassen. Die fertigen Rouladen auf einem Teller anrichten.

52.Sauerkraut-Hack-Pfanne

229 kcal pro Portion

Zutaten für 1 Portion:
1 Prise Paprikapulver
150 g mageres Rinderhackfleisch
1 Prise Salz und Pfeffer
250 g Sauerkraut
1 EL Sojasauce
1 Zwiebel

Zubereitung:
Die Zwiebel zuerst klein schneiden. In einer Pfanne diese anbraten und das Hackfleisch hinzugeben. Alles mit den Gewürzen abschmecken und mit der Sojasauce ablöschen. Das Ganze für einige Minuten braten. Danach das Sauerkraut mit in die Pfanne geben und mit geschlossenem Deckel und bei mittlerer Hitze für 10 Minuten köcheln lassen.

53. Rindersteak mit Spinat

245 kcal pro Portion

Zutaten für 1 Portion:

1 Prise Salz und Pfeffer
150 g Rindersteak
1 Knoblauchzehe
1/2 TL Gemüsebrühepulver
1/2 Zwiebel
150 g frischer Spinat

Zubereitung:

Zuerst den Spinat waschen. Die Zwiebel würfeln und den Knoblauch schälen. Alles zusammen in einer Pfanne anbraten. In einer separaten Pfanne das Steak von allen Seiten anbraten. Danach aus der Pfanne nehmen und würzen. Das Steak abgedeckt ruhen lassen. In der Zeit das Gemüsebrühepulver zu dem Spinat rühren und aufkochen lassen. Den Spinat mit dem Steak auf einem Teller anrichten und servieren.

54. Kohlsuppe mit Hackfleisch

280 kcal / Portion

Zutaten für 1 Portion:
1 Prise Salz und Pfeffer
150 g mageres Rindfleisch
150 g Gemüsebrühe
250 g Weißkohl
1 Knoblauchzehe
1 Zwiebel
1 TL Sambal Olek
1 Ingwer
4 Tomaten

Zubereitung:
Den Ingwer und den Knoblauch fein hacken. Beides in einer Pfanne mit dem Hackfleisch anbraten. Den Weißkohl im Streifen schneiden. Die Tomaten sowie die Zwiebel in Würfel schneiden. Die Gemüsebrühe zu dem Hackfleisch geben und die Tomaten, den Kohl sowie die Zwiebel hinzufügen. Alles so lange köcheln lassen, bis der Kohl weich ist. Zum Schluss das Ganze mit dem Sambal Olek, Salz und Pfeffer abschmecken.

55. Pikante Fischpfanne

182 kcal pro Portion

Zutaten für 1 Portion:

1 Prise Salz und Pfeffer
75 g Garnelen
1 Schuss Fischsauce
75 g Lachsfilet
1/2 Zwiebel
100 g Zucchini
1 Knoblauchzehe
100 g Paprika
1/2 Chilischote
8 kleine Champignons

Zubereitung:

Außer den Garnelen, alle Zutaten in kleine Stücke schneiden. In einem Wok die Zwiebeln, den Knoblauch und die Chilischote anschwitzen. Danach die Garnelen, die Champignons, die Paprika sowie die Zucchini hinzugeben und mit etwas Fischsauce, Salz und Pfeffer würzen. Das Ganze für einige Minuten anbraten. Danach den Lachs hinzugeben und alles für 10 Minuten köcheln lassen.

56. Entenbrust mit Spargel

236 kcal pro Portion

Zutaten für 1 Portion:
1 Prise Salz und Pfeffer
130 g Entenbrust (ohne Haut)
1 Scheibe Lachsschinken (fettarm)
300 g frischer Spargel

Zubereitung:
Die Entenbrust mit Salz leicht würzen und bei 160 °C für 40 Minuten im Backofen backen. In der Zeit den Spargel waschen und schälen. In einem Topf Wasser zum Kochen bringen und den Spargel darin köcheln lassen, bis die gewünschte Konsistenz erreicht ist. Diesen danach aus dem Topf nehmen und abkühlen lassen. Die Lachsscheiben um den Spargel wickeln. Das Ganze zu der Entenbrust in den Backofen geben und für 10 Minuten braten lassen.

57. Gefüllte Tomaten

296 kcal pro Portion

Zutaten für 1 Portion:
1 Prise Salz und Pfeffer
150 g mageres Rindfleisch
1 große Tomate
1/2 Zwiebel
120 ml gehackte Tomaten
1 Knoblauchzehe
1 Paprika

Zubereitung:
Die Paprika halbieren und die Kerne sowie die Trennwände entfernen. Von der Tomate den Strunk abschneiden und die Tomate vorsichtig aushöhlen. Die Paprika, die Zwiebel und den Knoblauch klein schneiden. In einer Pfanne das Hackfleisch mit der Zwiebel und dem Knoblauch anbraten. Das Ganze würzen. Danach die Paprika hinzugeben und für 5 Minuten köcheln lassen. Zum Schluss die gehackten Tomaten hinzugeben und verrühren. Alles nochmals abschmecken. Die Hackfleischmasse vorsichtig in die ausgehöhlte Tomate füllen und bei 180 °C für ca, 30 Minuten im Backofen backen.

<u>58. Schweinemedaillons im Schinken-Mantel</u>

<u>300 kcal / Portion</u>

<u>Zutaten für 1 Portion:</u>
1 Knoblauchzehe
2 Schweinemedaillons
Rosmarin
2 Scheiben italienischer Schinken (roh, fettarm)
1 Prise Salz und Pfeffer

<u>Zubereitung:</u>
Den Knoblauch schälen und fein hacken. Die Medaillons abtupfen und mit Salz, Pfeffer, Knoblauch und dem Rosmarin würzen. Diese anschließend mit dem Schinken umwickeln und in einer Pfanne von allen Seiten anbraten.

59. Thai Garnelen-Spieße

392 kcal pro Portion

Zutaten für 1 Portion:
der Saft von 1 Limette
300 g Riesengarnelen
1/2 TL Cayennepfeffer
1/2 TL Kardamom
1/2 TL gemahlener Koriander
1/2 TL gemahlener Kreuzkümmel

Zubereitung:
Die Garnelen zuerst in der Länge durchschneiden und aufklappen. Den Knoblauch pressen und mit den restlichen Zutaten verrühren. Die Garnelen mit der Marinade einreiben und für mindestens drei Stunden abgedeckt kühl ziehen lassen. Danach jeweils 4 Garnelen mit den Enden auf zwei Holzspieße stecken. Die fertigen Spieße für 6-8 Minuten braten.

60. Spitzkohl-Eintopf

286 kcal / Portion

Zutaten für 1 Portion:
1 Prise Salz und Pfeffer
150 g mageres Rinderhackfleisch
1/2 TL Cayennepfeffer
4 Frühlingszwiebeln
300 g frischer Spitzkohl

Zubereitung:
Die Frühlingszwiebeln und den Kohl in kleine Stücke schneiden. In einem Topf das Hackfleisch anbraten und mit Salz, Pfeffer und Cayennepfeffer würzen. Danach die Frühlingszwiebeln und den Spitzkohl hinzugeben. Das Ganze für 30 Minuten auf mittlerer Hitze und gelegentlichem Umrühren köcheln lassen.

61.Mangold mit Ei

150 kcal / Portion

Zutaten für 2 Portionen:
1 EL Frischkäse
400 g Mangold
Salz und Pfeffer
1 Zwiebel
2 Eier
1 Knoblauchzehe

Zubereitung:
Die Zwiebel und den Knoblauch in feine Scheiben schneiden. Die Stängel von den Mangoldblättern schneiden und zerkleinern. In einer Pfanne mit 2 EL kohlensäurehaltigem Wasser den Knoblauch und die Zwiebel andünsten. Danach die Mangoldblätter hinzugeben und für 5 Minuten unter Wenden anbraten. Danach den Frischkäse hinzugeben und alles mit Salz sowie Pfeffer würzen. In die Masse zwei Kuhlen formen und die Eier darin aufschlagen. Die Pfanne mit einem Deckel schließen und alles bei geringer Hitze garen lassen.

62.Brokkoli-Erbsen-Suppe

90 kcal pro Portion

Zutaten für 2 Portionen:

Salz und Pfeffer
100 g Tiefkühlerbsen
2 TL fettarme Gemüsebrühe
500 g Brokkoli
500 ml Wasser

Zubereitung:

Von dem Brokkoli die Röschen schneiden. Das Wasser in einem Topf zum Kochen bringen. Danach die Gemüsebrühe und den Brokkoli hineingeben. Alles für ca. 10 Minuten kochen lassen. Anschließend die Erbsen hinzugeben und alles nochmals für einige Minuten köcheln lassen. Zum Schluss das Ganze fein pürieren und mit Salz sowie Pfeffer abschmecken.

63. Hackfleischbällchen aus dem Ofen

190 kcal pro Portion

Zutaten für 2 Portionen:
Basilikum
250 g Rindertatar
Petersilie
1 kleine Zwiebel
Salz und Pfeffer
1 EL Tomatenmark
Chilipulver
1 Eiklar
200 g passierte Tomaten
5 Tomaten

Zubereitung:
Zuerst den Backofen auf 180 °C vorheizen. Die Petersilie und den Basilikum klein schneiden. Beides zusammen mit dem Eiklar, dem Tomatenmark, dem Hackfleisch und Salz sowie Pfeffer und Chilipulver verkneten. Aus der Hackfleischmasse kleine Bällchen formen und diese in eine Auflaufform legen. Die Tomaten vierteln und darüber verteilen. Anschließend die passierten Tomaten würzen und in die Auflaufform geben. Das Ganze für 30 Minuten bei 180 °C backen.

64. Bohnen-Kürbis-Topf

135 kcal pro Portion

Zutaten für 2 Portionen:
Salz und Pfeffer
1/2 mittelgroßer Hokkaidokürbis
200 ml fettfreie Gemüsebrühe
50 g grüne Bohnen
1 Zwiebel

Zubereitung:
Zuerst die Zwiebel in feine Würfel schneiden. Danach den Kürbis entkernen, schälen und würfeln. Die Bohnen in kleine Scheiben schneiden. In einen Topf die Zwiebeln mit den Bohnen geben und mit der Gemüsebrühe aufgießen. Das Ganze mit geschlossenem Deckel für 5 Minuten garen lasen. Danach den Kürbis hinzugeben und bei schwacher Hitze nochmals alles bei geschlossenem Deckel für ca. 10 Minuten garen lassen. Zum Schluss alles mit Salz und Pfeffer abschmecken.

65. Ratatouille

147 kcal / Portion

Zutaten für 2 Portionen:

Salz und Pfeffer
1 mittelgroße Aubergine
50-100 ml Wasser
1 mittelgroße Zucchini
2-3 EL kohlensäurehaltiges Wasser
1 mittelgroße Paprika
2 TL Gemüsebrühe/2 mittelgroße Zwiebel
200 g stückige Pizzatomaten/3 Knoblauchzehen

Zubereitung:

Das Gemüse würfeln und die Zwiebel sowie den Knoblauch klein hacken. Den Knoblauch mit den Zwiebeln in einer Pfanne mit dem kohlensäurehaltigen Wasser anbraten. Danach das Gemüse hinzugeben. Mit dem Wasser und der Gemüsebrühe das Ganze ablöschen und für 20 Minuten bei mittlerer Hitze köcheln lassen. Zum Schluss die Pizzatomaten unterrühren und mit Salz sowie Pfeffer abschmecken. Alles nochmals für 5 Minuten bei geringer Hitze köcheln lassen.

66. Kohl mit Curry

101 kcal pro Portion

Zutaten für 2 Portionen:
2-3 EL kohlensäurehaltiges Wasser
400 g Weißkohl
Salz und Pfeffer
1 mittelgroße Zwiebel
1 TL Chilipulver
2 TL Gemüsebrühe
2 TL Currypulver
100 ml Wasser
50 g grüne Erbsen
200 g Sellerie

Zubereitung:
Den Kohl fein hobeln. Den Sellerie schälen und in Würfel schneiden. Die Zwiebel fein hacken. in einer Pfanne die Zwiebeln mit dem kohlensäurehaltigen Wasser anbraten. Danach den Weißkohl und den Sellerie hinzugeben. Mit dem Wasser und der Gemüsebrühe alles ablöschen und kurz aufkochen lassen. Danach mit dem Chilipulver, dem Currypulver, dem Salz und Pfeffer abschmecken. Das Ganze für 20 Minuten bei mittlerer Hitze köcheln lassen. Zum Schluss die Erbsen hinzugeben und nochmals für 5 Minuten schmoren lassen.

67. Hähnchen auf asiatisch

159 kcal pro Portion

Zutaten für 2 Portionen:

2-3 EL kohlensäurehaltiges Wasser
200 g Hähnchenbrustfilet
2 TL Brühepulver
1 Ingwerwurzel
150 ml Wasser
2 mittelgroße Limetten
1 EL Sojasauce
1 Knoblauchzehe

Zubereitung:

Den Ingwer zuerst schälen und fein reiben. Von der Limette den Saft auspressen. Den Knoblauch fein hacken und mit dem Ingwer, der Sojasauce und dem Limettensaft vermischen. Das Hähnchenbrustfilet in Stücke schneiden und in der Knoblauch-Limettensauce für 20 Minuten im Kühlschrank marinieren. In einer Pfanne das marinierte Fleisch mit dem kohlensäurehaltigen Wasser anbraten. Danach das Wasser und das Brühepulver hinzugeben und für 10 Minuten bei geringer Hitze köcheln lassen.

68. Zucchini aus dem Ofen

111 kcal pro Portion

Zutaten für 2 Portionen:
50 g geriebener Harzer Käse
1 mittelgroße Zucchini
Salz und Pfeffer
Oregano
400 g stückige Pizzatomaten

Zubereitung:
Den Backofen zuerst auf 180 °C vorheizen. Die Zucchini in dünne Scheiben schneiden und in eine flache ofenfeste Form legen. Danach die Pizzatomaten darüber verteilen und mit Salz, Pfeffer und Oregano würzen. Alles in den Backofen geben und für ca. 20 Minute backen lassen. Nach der Backzeit den geriebenen Käse darüber verteilen.

69. Kaisergemüse mit Hähnchenbrust

322 kcal pro Portion

Zutaten für 1 Portion:
1 Prise Salz
180 g Hähnchenbrustfilet
120 g tiefgefrorenes Kaisergemüse
60 ml Mandelmilch
1/2 Zwiebel
1 TL Gemüsebrühe

Zubereitung:
Zuerst das Gemüse auftauen lassen. In der Zeit die Zwiebel und das Hähnchenfleisch klein schneiden. In einer Pfanne die Zwiebel anbraten. Danach das Fleisch hinzugeben und mit Salz würzen. Danach das Kaisergemüse mit der Gemüsebrühe zu dem Fleisch geben und alles für 5 Minuten dünsten. Zum Schluss die Milch hinzugeben und unterrühren. Dabei ständig rühren.

70. Zucchini-Spaghetti mit Curry Garnelen

287 kcal pro Portion

Zutaten für 2 Portionen:
Gewürze
300 g Garnelen
100 g braune Champignons
300 g Zucchini

Zubereitung:
Zuerst die Champignons putzen und in Scheiben schneiden. Die Champignons in einer Pfanne anbraten. In der Zeit die Zucchini waschen und in der Länge in dünne Streifen schneiden. Die Zucchini zu den Champignons geben und mit braten. Danach alles würzen und die Garnelen hinzugeben. Das Ganze kurz anbraten und abschmecken.

71. Auberginen-Auflauf

340 kcal pro Portion

Zutaten für 2 Portionen:
Salz und Pfeffer
1 Aubergine
300 g light Hackfleisch
Thymian
1 Paprika
Oregano
1 Knoblauchzehe
Basilikum
1 rote Zwiebel
1 Dose gehackte Tomaten

Zubereitung:
Den Backofen auf 180 °C Umluft vorheizen. Die Aubergine in Scheiben schneiden. Die Zwiebel sowie den Knoblauch klein schneiden und in einer Pfanne mit anbraten. Danach das Hackfleisch hinzugeben. Mit den gehackten Tomaten alles ablöschen und mit Thymian, Basilikum und Oregano abschmecken. Das Ganze aufkochen lassen. Die Aubergine abwechselnd mit dem Hackfleisch schichten. Für 45 Minuten im Backofen backen lassen.

72. Reis Alternative

66 kcal pro Portion

Zutaten für 2 Portionen:
Küchennatron nach Bedarf
1 Blumenkohl
1 EL Würzpaste (alternativ Salz oder andere Gewürze)

Zubereitung:
Von dem Blumenkohl dunkle Flecken sowie die grünen Blätter mit einem Messer entfernen. Danach den Blumenkohl in kleine Röschen teilen und diese mit einem Mixer so lange mixen, bis der Blumenkohl reisförmig ist.
Eine Portion des Blumenkohl-Reis in einen Topf geben und mit Wasser bedecken. Die Würzpaste sowie eine Messerspitze Natron hinzugeben und für ca. 3-5 Minuten kochen lassen. Anschließend den Blumenkohl durch ein Sieb abgießen und anrichten.

73. Gurkensalat

49 kcal pro Portion

Zutaten für 1 Portion:
frischer Dill
1/4 Salatgurke
Salz und Pfeffer
1/2 Knoblauchzehe
1 TL Essig
1 EL fettarmer Quark (0,2 % Fett)

Zubereitung:
Die Gurke schälen und fein raspeln. Danach mit etwas Salz würzen. Den Knoblauch schälen und fein hacken. Diesen zu den Gurkenraspeln geben. Dazu den Essig sowie den Quark geben und alles unterheben. Den Dill waschen, trocken schütteln und fein hacken. Diesen ebenfalls zu den Gurken geben und verrühren. Zum Schluss den Salat mit Pfeffer abschmecken.

74. Eiersalat

135 kcal pro Portion

Zutaten für 1 Portion:

5 Schnittlauchstengel

3 Eier

Salz

1 EL Frischkäse 0,2 % Fett

1/2 TL light Xucker

1/4 Schalotte

1/2 TL Dijon-Senf

Zubereitung:

Zuerst die Eier für ca. 8 Minuten hart kochen und anschließend unter kaltem Wasser abschrecken. Die Schalotten fein würfeln und den Schnittlauch fein hacken Den Frischkäse mit etwas Wasser cremig rühren. Danach den Senf unterrühren und mit Salz und dem Xucker abschmecken. Die Eier schälen und bei zwei Eiern die Eigelbe entfernen. Die beiden Eiweiße zusammen mit dem ganzen Ei in Würfel schneiden und zu dem Frischkäse geben. Danach die Schalotten hinzugeben und alles gut vermischen. Zum Schluss etwas von dem Schnittlauch hinzufügen und vorsichtig untergeben. Mit dem restlichen Schnittlauch den Salat garnieren.

75. Fenchelsalat

150 kcal pro Portion

Zutaten für 1 Portion:
Salz und Pfeffer
300 g Fenchel
3 EL Apfelessig
150 g Orange
50 g Joghurt (0,1 % Fett)

Zubereitung:
Den Fenchel zuerst in feine Streifen schneiden. Das Fenchelkraut klein schneiden und alles zusammen in eine Schüssel geben. Die Orange klein würfeln. Essig mit dem Joghurt verrühren und mit Salz sowie Pfeffer abschmecken. Die Joghurtsauce über den Fenchel geben und vermischen. Zum Schluss die Orange hinzugeben und unterheben.

76. Hüttenkäse mit Radieschen

108 kcal pro Portion

Zutaten für 1 Portion:
1 Frühlingszwiebel
100 g körniger Frischkäse
1 Prise Kreuzkümmel
10 Radieschen
Salz und Pfeffer
1 Spritzer Zitronensaft
Zesten von der Zitronenschale

Zubereitung:
Zuerst die Radieschen putzen. Diese in feine Scheiben schneiden. Die Frühlingszwiebel in kleine Würfel schneiden. Den Hüttenkäse mit den Radieschen und den Frühlingszwiebeln vermischen. Das Ganze mit der Zitrone, dem Kreuzkümmel, dem Zitronenzesten, Salz und Pfeffer abschmecken.

77. Gurkensalat mit Lachs

268 kcal pro Portion

Zutaten für 1 Portion:
1 Prise Salz und Pfeffer
150 g Lachsfilet/1/2 Knoblauchzehe
200 g Feldsalat/1 TL rote Pfefferbeeren
1/2 Gurke/1 EL gehackter Dill
1 EL Zitronensaft
1/2 Zitrone
20 ml Gemüsebrühe

Zubereitung:
Zuerst den Backofen auf 200 °C vorheizen. Die Zitrone in Scheiben schneiden und den Lachs waschen. Diesen trocken tupfen und in eine Auflaufform geben. Mit Salz und Pfeffer würzen. Darauf die Zitronenscheiben legen und alles für ca. 25 Minuten im Backofen backen. In der Zwischenzeit den Feldsalat waschen und trocknen. Die Gurke hobeln und zusammen mit dem Feldsalat in eine Schüssel geben. Den Knoblauch schälen und pressen. Dazu die Pfefferbeeren, den Zitronensaft, die Gemüsebrühe, den Dill geben und alles gut verrühren. Mit Salz und Pfeffer abschmecken. Das Dressing über die Gurken und den Feldsalat geben. Das Ganze etwas ziehen lassen. Den fertigen Lachs aus dem Ofen nehmen und zusammen mit dem Salat servieren.

78. Salat mit Garnelen

129 kcal pro Portion

Zutaten für 1 Portion:
Salz und Pfeffer
1/4 Eisbergsalat
der Saft 1/2 Zitrone
8 Cherrytomaten
1/2 Knoblauchzehe
100 g TK Rotgarnelen ohne Schale

Zubereitung:
Zuerst den Eisbergsalat klein schneiden, waschen und trocken schleudern, die Garnelen in warmen Wasser antauen lassen und gegebenenfalls die Schale entfernen. Diese abzupfen. Die Zitrone auspressen und den Knoblauch fein hacken. Den Knoblauch sowie den Zitronensaft mit den Garnelen in eine Schüssel geben. Alles gut verrühren und mit Salz sowie Pfeffer abschmecken. Danach die Garnelen in einer Pfanne von allen Seiten anbraten. Den Salat auf einem Teller anrichten und darauf die Garnelen verteilen.

<u>79. Thunfischsalat</u>

<u>162 kcal pro Portion</u>

<u>Zutaten für 1 Portion:</u>
100 g Thunfisch in eigene, Saft
1/2 Eisbergsalat
8 Cherrytomaten

<u>Zubereitung:</u>
Den Eisbergsalat waschen und trocken schleudern. Die Cherrytomaten halbieren und dazugeben mit dem Salat sowie dem Thunfisch auf einem Teller anrichten.

80. Hering mit Zitrone und Zwiebeln

308 kcal pro Portion

Zutaten für 1 Portion:

2 Salatblätter
100 g Matjesheringfilet
1 Prise Salz und Pfeffer
1/2 Zwiebel
1 EL gehackter Dill
2 EL Zitronensaft
1 EL gehackte Petersilie

Zubereitung:

Das Matjesheringfilet waschen und trocken tupfen. Danach dieses in Stücke schneiden. Die Zwiebel schälen und in dünne Scheiben schneiden. Das Fischfilet mit den Zwiebelringen auf einem Teller zusammen mit den Salatblättern anrichten. Zum Schluss den Zitronensaft, den Dill, der Petersilie, Salz und Pfeffer vermischen und über den Hering geben.

81. Geräucherte Hähnchen-brust

202 kcal pro Portion

Zutaten für 1 Portion:
200 g geräucherte Hähnchenbrust
200 g Tofu
1 Romana-Salat
Salz und Pfeffer
50 g Knollensellerie
1 EL Balsamico-Essig
1 Knoblauchzehe

Zubereitung:
Den Tofu in Würfel schneiden. Den Knoblauch, den Essig, Salz und Pfeffer zusammen mit dem Tofu in eine Schüssel geben und alles pürieren. Den Salat waschen und auf einem Teller anrichten. Den Sellerie in Würfel schneiden und um die Salatblätter verteilen. Darauf die Hähnchenbrust verteilen. Zum Schluss alles mit dem Tofu-Püree beträufeln.

82. Gebratenes Fischfilet

299 kcal pro Portion

Zutaten für 1 Portion:
1 Prise Paprikapulver
1 Tomate
1 Prise Pfeffer
2-3 Basilikumblätter
1 Prise Salz
200 g Fischfilet

Zubereitung:
Den Fisch zuerst säubern und mit Salz, Pfeffer sowie dem Paprikapulver würzen. In einer Pfanne den Fisch von allen Seiten anbraten. In der Zeit die Tomate waschen und in mundgerechte Stücke schneiden. Diese mit Salz und Pfeffer würzen. Die Tomate mit dem Basilikum auf einem Teller anrichten und zusammen mit dem Fisch servieren.

83. Krabben mit Rucola

150 kcal pro Portion

Zutaten für 1 Portion:

1 TL Schnittlauch
100 g Rucola
Salz und Pfeffer
100 g küchenfertige Nordseekrabben
1 Prise Stevia
100 g fettarmer Joghurt (0,1 % Fett)
1 TL Zitronensaft

Zubereitung:

Den Zitronensaft mit dem Joghurt, dem Stevia, dem Salz und dem Pfeffer verrühren. Das Ganze mit dem Rucola vermischen. Darauf die Krabben anrichten und alles mit den Schnittlauch bestreuen.

84. Putenbrust-Salat

203 kcal / Portion

Zutaten für 1 Portion:
2-3 EL kohlensäurehaltiges Wasser
150 g Romana-Salat
Kräuter
100 g Radieschen
Salz und Pfeffer
1 kleine Zwiebel
100 g Putenbrust
100 ml Mandelmilch
1 EL Zitronensaft
1 TL Gemüsebrühe

Zubereitung:
Den Salat in mundgerechte Stücke schneiden. Die Radieschen in dünne Scheiben schneiden. Die Zwiebel klein hacken. Alles zusammen vermischen. Die Putenbrust ebenfalls in kleine Stücke schneiden und würzen. In einer Pfanne die Putenbrust mit dem kohlensäurehaltigen Wasser anbraten. Den Zitronensaft mit der Gemüsebrühe zu der Mandelmilch geben und verrühren. Das Ganze ebenfalls würzen. Das Dressing mit der Putenbrust zu dem Salat geben und alles gut vermischen.

85. Grapefruit-Fenchelsalat

137 kcal / Portion

Zutaten für 1 Portion:

Salz und Pfeffer
100 g Hähnchenfilets
1 rote Zwiebel
4 EL frisch gepresster Orangensaft
6 Tomaten
250 g Eisbergsalat

Zubereitung:

Das Fleisch mit Salz und Pfeffer würzen. In einer Pfanne das Fleisch mit dem Orangensaft anbraten. Die Blätter aus dem Salat trennen und die Tomaten in Viertel schneiden. Die Zwiebel in Ringe schneiden. Die Salatblätter auf einem Teller verteilen. Darauf die Tomaten verteilen. Über die Tomaten die Zwiebelringe geben. Das Ganze mit Pfeffer würzen und den Salat mit dem Hähnchenfilet servieren

Desserts

86. Vanillenudeln mit Apfel-kompott

225 kcal pro Portion

Zutaten für 3 Portionen:
2 Äpfel
2 Eier
1/2 TL Vanillextrakt
2 Eiweiß/1 EL light Xucker
80 g Eiweißpulver Vanille

Zubereitung:
Zuerst alle Zutaten mit einer Küchenmaschine verrühren. Ein Backblech mit Backpapier auslegen und die Masse darauf verteilen. Das Ganze für ca. 15 Minuten bei 180 °C Ober-/Unterhitze backen. In der Zeit die Äpfel schälen, das Kerngehäuse entfernen und den Rest in Stücke schneiden. Die Äpfel mit 2 EL Wasser in der Mikrowelle für 3 Minuten bei 800 Watt garen. Anschließend die Äpfel pürieren. Den fertigen Teig komplett auskühlen lassen und in dünne Streifen schneienden. In einer beschichteten Pfanne die Streifen bräunen. Zum Schluss auf einem Teller anrichten und den Apfelkompott hinzugeben. Mit dem Zimt bestreuen.

87. Schokopudding

260 kcal pro Portion

Zutaten für 2 Portionen:
1 Prise Zimt
250 g Seidentofu
2 Spritzer Rumaroma
2 EL Kakaofasern
1/2 TL Vanilleextrakt
3 EL light Xucker

Zubereitung:
Mit einer Küchenmaschine alle Zutaten cremig verrühren. Die Masse in ein Glas füllen und für 2 Stunden im Kühlschrank fest werden lassen.

88. Himbeer-Eis

48 kcal pro Portion

Zutaten für 1 Portion:

1 Prise Vanille
3 EL fettarmer Quark (0,2 % Fett)
3 EL light Xucker
50 g gefrorene Himbeeren

Zubereitung:

Die noch gefrorenen Himbeeren zusammen mit dem Quark und dem Xucker sowie der Vanille in ein Gefäß geben und pürieren. Danach das fertige Eis in eine Servierschüssel geben.

89. Quark-Kuchen

66 kcal pro Portion

Zutaten für 1 Kuchen:

100 g light Xucker
500 g fettarmer Quark (0,2 % Fett)
1 Zitrone
3 Eier
2 Pck. weiß gemahlene Gelatine

Zubereitung:

Die Zitrone zuerst heiß abspülen und die Schale zu Zesten reißen. Danach die Zitrone halbieren und den Saft auspressen. Den Quark mit einem Eigelb, dem Zitronensaft und dem Xucker vermischen. Die Gelatine in etwas Wasser auflösen und zu dem Quark geben. Alles cremig verrühren. Die beiden Eiweiße steif schlagen und unter den Teig heben. Alles in eine Springform heben und die Zitronenzesten darüber verteilen. Den Kuchen bei 150 °C Ober-/Unterhitze für ca. 30-40 Minuten backen. Den fertigen Kuchen bei geöffneter Ofentür auskühlen lassen.

90. Beereneis

80 kcal pro/ Portion

Zutaten 2 Portionen:
1-2 EL Erythritol
150 g tiefgefrorene Erbeeren
1/2 TL Zimt
1-2 EL Zitronensaft
50 ml Buttermilch

Zubereitung:
Die Buttermilch mit dem Zitronensaft und dem Erythritol vermischen. Danach den Zimt unterrühren. Die noch tiefgefrorenen Himbeeren unter die Masse heben und servieren.

Dressing und Dips

91. Salsa-Sauce

62 kcal pro Portion

Zutaten für 1-2 Portionen:
Salz und Pfeffer
200 g frische Tomaten
1 Prise frischer Koriander
3 EL Zitronensaft
1/4 TL Cayennepfeffer
2 Knoblauchzehen
2 EL Zwiebeln

Zubereitung:
Die Tomaten hacken. Den Knoblauch fein schneiden. Die Zwiebel sowie den Koriander fein hacken. Alles in einen Mixer geben und pürieren. Das Ganze für 20 Minuten im Kühlschrank ruhen lassen.

92. Ketchup

113 kcal pro Portion

Zutaten für 2 Portionen:
Stevia
90 g Tomatenpaste
1/4 TL Knoblauchpulver
3 EL Apfelessig
1/4 TL Zwiebelpulver
1 EL Zitronensaft
1 Prise schwarzer Pfeffer
1/4 TL Selleriesalz
1 Prise geriebene Muskatnuss
1/2 TL Paprikapulver
1/4 TL Senfpulver

Zubereitung:
Alle Zutaten vermischen. Danach den Zitronensaft und den Essig hinzufügen, damit die gewünschte Konsistenz erreicht wird.

93. Erdbeeren Vinaigrette

87 kcal pro Portion

Zutaten für 1 Portion:
frisch gemahlener schwarzer Pfeffer
8 mittelgroße Erdbeeren
1 Prise Cayennpfeffer
1 EL Apfelessig
1 Prise Salz
1 EL Zitronensaft
Stevia

Zubereitung:
Alle Zutaten mit einem Mixer pürieren. Das Ganze mit Stevia abschmecken.

94. Senf

88 kcal pro Portion

Zutaten für 2 Portionen:

1 Prise Stevia
2 EL Senfpulver
1 EL Zitronensaft
1 EL Knoblauchpulver
60 Möhren/Wasser
1 EL Zwiebelpulver
120 ml Apfelessig
1/2 TL geriebener Ingwer
1/2 TL geriebener Meerrettich

Zubereitung:

In einem Topf alle Zutaten miteinander vermischen. Das Ganze für 2-3 Minuten kochen lassen. Den fertigen Senf in ein Glas geben und mit Zitronensaft übergießen. Danach für 2 Wochen im Kühlschrank lagern. Zum Schluss den Senf so lange mit Wasser strecken, bis die gewünschte Konsistenz erreicht wird.

95. Süß-Scharf-Dip

18 kcal pro Portion

Zutaten für 1 Portion:
Stevia
1/4 TL Wasabi-Pulver
2 EL Wasser
1 EL Zitronensaft

Zubereitung:
Alle Zutaten gut miteinander verrühren und servieren.

96. Meerrettich Dip

15 kcal pro Portion

Zutaten für 1-2 Portionen:

1/4 TL Paprikapulver
60 ml Rinderbrühe
1/2 TL Knoblauchpulver
1 TL mittelscharfer Meerrettich

Zubereitung:

In einem Topf alle Zutaten vermischen und erwärmen.

Stabilisierungsphase

Frühstück

97. Frühstück Heidelbeer-Smoothie

320 kcal pro Portion

Zutaten für 1 Portion:
2 TL Agavendicksaft
300 ml ungesüßte Sojamilch
2 TL Kokosraspeln
200 ml Wasser
1 TL Kokosmus
2 TL Heidelbeerfruchtpulver
1 Banane
1/2 TL Veganer Proteinpulver

Zubereitung:
Alle Zutaten in einen Mixer geben und für 2-3 Minuten mixen.

98. Frühstück Smoothie Bowl

567 kcal pro Portion

Zutaten für 1 Portion:

10 g Spinatpulver
250 g gefrorene Beeren
10 g Baobabpulver/1 Banane
200 g Sojajogjurt
Für das Topping:
10 g Chiasamen/10 g Kokoschips
1 Handvoll Cashewkerne
1 EL Goji Beeren

Zubereitung:

Den Sojajoghurt mit den gefrorenen Beeren und der Banane in einen Mixer geben und pürieren. Danach das Spinatpulver und das Baobabpulver hinzugeben und nochmals pürieren. Die Chiasamen mit den Kokoschips, den Goji Beeren und den Cashewkernen vermischen und über die Bowl streuen.

99. Frühstück Zucchini-Omelett

215 kcal pro Portion

Zutaten für 1 Portion:
1 Prise Salz und Pfeffer
1 kleine Zucchini
1 Ei
1 kleine Zwiebel

Zubereitung:
Zuerst die Zucchini fein reiben und in eine Pfanne geben. Die Zucchini anbraten. Danach die Zwiebel klein hacken und zu der Zucchini geben. Alles für ca. 2 Minuten dünsten. Anschließend das Ei aufschlagen und mit in die Pfanne geben. Zum Schluss das fertige Zucchini-Omelett mit Salz und Ofeffer würzen.

100. Frühstück Kräuterquark mit Ei

301 kcal pro Portion

Zutaten für 1 Portion:
1 Prise Salz und Pfeffer
150-200 g Magerquark
Schnittlauch und Kresse
1 Ei

Zubereitung:
Das Ei für 8-10 Minuten hart kochen. Den Magerquark aufschlagen und mit etwas Mineralwasser verrühren. Zu dem Quark Schnittlauch und Kresse nach Bedarf hinzugeben und verrühren. Den Magerquark mit Salz und Pfeffer abschmecken. Das fertige Ei auf einem Teller anrichten und den fertigen Quark darüber verteilen.

101. Frühstück Quarktaler

589 kcal pro Portion

Zutaten für 1 Portion:

1/2 Banane
200 g Magerquark
40 g frische Heidelbeeren
50 g zarte Haferflocken
30 g Whey Proteinpulver Vanille
1 Eigelb

Zubereitung:

Die Banane mit einer Gabel zerdrücken. Alle anderen Zutaten zu der Banane geben und gut verrühren. Bei mittlerer Hitze kleine Quarktaler in einer Pfanne von beiden Seiten anbraten. Die fertigen Taler auf einem Teller mit den Heidelbeeren anrichten.

102. Frühstück Pancakes

258 kcal pro Portion

Zutaten für 1 Portion:

1 Prise Bourbon Vanille
3 Eiklar
4 EL Wasser
40 g Proteinpulver Vanille
30 g Flohsamen

Zubereitung:

Alle Zutaten mit einem Mixer mischen. In einer Pfanne aus dem Teig Pancakes backen.

103. Frühstück Quarkpfannkuchen

420 kcal pro Portion

Zutaten für 2 Portionen:
1 Pck. Vanillearoma
400 g Eiklar
50 g Power Protein 90 Pulver
100 g Haferflocken
1 ml Mineralwasser
200 g Magerquark

Zubereitung:
Die Haferflocken mit dem Eiklar, dem Magerquark und dem Mineralwasser in einem Mixer verrühren. Danach das Proteinpulver und das Vanillearoma hinzugeben. Alles nochmals in dem Mixer gut verrühren. In einer Pfanne Pfannkuchen ausbacken.

104. Erdbeeren mit Kokosjoghurt

540 kcal pro Portion

Zutaten für 2 Portionen:
1 TL Kokosflocken
500 g Kokosjoghurt
2 TL Stevia
400 g frische Erdbeeren
etwas kohlensäurehaltiges Mineralwasser

Zubereitung:
Den Joghurt mit dem Wasser cremig rühren. Einige Erdbeeren zur Dekoration zur Seite legen. Die restlichen Erdbeeren in mundgerechte Stücke schneiden. Die geschnittenen Erdbeeren unter den Joghurt heben. Die ganzen Erdbeeren kranzförmig auf den Joghurt verteilen und darüber das Stevia sowie die Kokosflocken verteilen.

105. Frühstück Porridge mit Apfel

424 kcal pro Portion

Zutaten für 1 Portion:
1 Prise Zimt
150 ml Wasser
1 TL Erdnussmus Natur
50 g Haferflocken
150 g Proteinpulver Vanille
8 g Chiasamen
1 Apfel
13 g Leinsamen

Zubereitung:
Zuerst den Apfel waschen und in Stücke schneiden. In einem Topf die Haferflocken mit Wasser füllen und auf kleiner Hitze für 5 Minuten köcheln. Danach die Leinsamen, die Chiasamen, das Erdnussmus und den Apfel hinzugeben. Alles nochmals bei geringer Hitze weiter köcheln. Zum Schluss das Proteinpulver hinzufügen und verrühren.

106. Frühstück Rührei mit Lachs

271 kcal pro Portion

Zutaten für 1 Portion:
1 Prise Salz
2 Eier
2 EL Petersilie
4 Scheiben Lachs
2 EL Schnittlauch
2 EL getrocknete Tomaten (ohne Öl)

Zubereitung:
Die Petersilie, den Schnittlauch, den Lachs und die getrockneten Tomaten in Stücke schneiden. In einer Pfanne den Lachs anbraten. Danach die Tomaten hinzugeben und mit Salz würzen. Die Eier mit der Petersilie, dem Schnittlauch und etwas Salz verquirlen. Das Ganze zu dem Lachs geben und unter wenden anbraten.

107. Frühstück Magerquark mit Walnüssen

310 kcal pro Portion

Zutaten für 1 Portion:
20 g Walnüsse
250 g Magerquark
2-3 TL Stevia

Zubereitung:
Die Walnüsse zuerst etwas zerkleinert. Diese danach mit dem Magerquark und dem Stevia verrühren.

108. Frühstücks-Pizza

156 kcal pro Portion

Zutaten für 1 Portion:

Für den Teig:

1 EL Flohsamenschalen
50 g Magerquark
1/2 TL Backpulver
1 Ei

Für den Belag:

3 Cornichons
1 EL light Frischkäse (0,1 % Fett)
6 Gurkenscheiben
1 kleine Tomate

Zubereitung:

Alle Zutaten für den Teig miteinander verrühren. Den fertigen Teig auf ein mit Backpapier ausgelegtes Backblech geben und ausstreichen. Den Boden bei 170 °C für ca. 10 Minuten backen. Anschließend kann die Pizza nach Belieben belegt werden.

Hauptspeisen

109. Tofupfanne mit Spinat

558 kcal pro Portion

Zutaten für 3 Portionen:
1 Prise Meersalz
500 g Tofu
1 kg gefrorener Blattspinat
50 g Kokosöl
2 Prisen Kreuzkümmel
1 Knoblauchzehe
4 Tomaten
1 Zucchini

Zubereitung:
Zuerst das gesamte Gemüse putzen und klein schneiden. 1 EL Öl in der Pfanne erwärmen. Darin das Gemüse anbraten. Den Tofu zerbröseln und in einer separaten Pfanne mit dem restlichen Kokosfett garen. Den Tofu mit dem Kümmel würzen. Zum Schluss alle Zutaten miteinander vermischen und nochmals abschmecken.

110. Grüne Bohnen mit Roast-beef

222 kcal pro Portion

Zutaten für 1 Portion:
100 g Roastbeef Aufschnitt (fein geschnitten)
1/2 EL Balsamico-Essig
200 ml Gemüsebrühe
1/2 EL Apfelessig
150 g grüne Bohnen
etwas Salz und Pfeffer
1 Tomate/1 rote Zwiebel

Zubereitung:
Die Bohnen waschen und die Enden abschneiden. Die Brühe erhitzen und darin die Bohnen bissfest garen. Danach abgießen und etwas von dem Sud auffangen. Die Tomate klein schneiden. Die Zwiebel in dünne Ringe schneiden. Den Essig mit der aufgefangenen Brühe und etwas Bohnenkraut vermischen. Mit Salz und Pfeffer abschmecken. Zum Schluss alles miteinander vermischen und nochmals abschmecken. Die Bohnen auf einem Teller anrichten. Darauf die Roastbeef-Scheiben legen.

111. Gemüse-Pizza

400 kcal pro Portion

Zutaten für 2 Portionen:
verschiedenes Gemüse nach Wahl
5 Eier
Pizzatomaten
Salz und Pfeffer
1 Msp. Backpulver
Paprika edelsüß
Oregano

Zubereitung:
Zuerst den Backofen auf 150 °C Umluft vorheizen. Danach die Eier trennen und das Eiweiß mit einer Prise Salz steifschlagen. Das Eigelb würzen und mit dem Backpulver schaumig schlagen. Anschließend das Eiweiß vorsichtig unterheben.
Den fertigen Teig auf ein mit Backpapier ausgelegtes Backblech geben. Darauf das klein geschnittene Gemüse nach Wahl legen und die Pizzatomaten darüber verteilen. Alles für 15-20 Minuten backen.

112. Thunfischfrikadellen

258 kcal pro Portion

Zutaten für 3 Portionen:

Salz und Pfeffer
4 Dosen Thunfisch in eigenem Saft
Thymian
80 g Magerquark
30 g Zwiebeln
4 Eiweiß

Zubereitung:

Den Thunfisch abtropfen lassen und zerpflücken. Danach die Zwiebeln hacken und das Eiweiß steif schlagen. Den Thunfisch mit den Zwiebeln, dem Magerquark vermischen und mit Salz, Pfeffer und Thymian würzen. Danach den Eischnee vorsichtig unterheben. Aus der Masse Bällchen formen. Diese in einer Pfanne von allen Seiten anbraten.

113. Mexikanisches Hähnchen

650 kcal pro Portion

Zutaten für 3 Portionen:

500 g Hähnchenbrustfilet
2/4 Chinakohl
2 Paprikaschoten
3-4 frische Chilischoten
1 Zucchini
1 Zwiebel
1 Tomate
Salz und Pfeffer
mexikanische Gewürzmischung
etwas Öl

Zubereitung:

Mit dem Öl und den Gewürzen eine Marinade herstellen, das Hähnchenfleisch würfeln und in der Marinade einlegen. Das Ganze für einen Tag ziehen lassen. Das Gemüse würfeln. Das Hähnchenfleisch in einer Pfanne anbraten. Danach die Paprika, die Chili und die Zwiebel hinzugeben. Alles für 5-10 Minuten braten. Dabei immer rühren. Anschließend die Tomate, die Zucchini und den Chinakohl hinzugeben und alles nochmals für 5-10 Minuten garen. Alles abschmecken anrichten und servieren.

114. Seeteufel mit Spargel

522 kcal pro Portion

Zutaten für 1 Portion:

2 TL süße Chilisauce
500 g Seeteufel
100 g Frühlingszwiebeln
1 EL Erdnussöl
150 g Spargel
1 EL frisch geriebener Ingwer
150 g grüner Spargel

Zubereitung:

Den geriebenen Ingwer mit der Chilisauce verrühren. Den Seeteufel in mundgerechte Stücke schneiden und in der Chilisauce-Ingwer-Mischung marinieren. In der Zeit den Spargel ebenfalls in mundgerechte Stücke schneiden. Die Frühlingszwiebeln in Ringe schneiden. In einem Wok das Öl erhitzen. Darin alle Zutaten für 5 Minuten garen. Dabei darf der Fisch nicht zerfallen. Zum Schluss alles auf Tellern anrichten und servieren.

115. Quinoa mit Gemüse

495 kcal pro Portion

Zutaten für 1 Portion:

1 Prise Salz
100 g Quinoa
1 TL Kräuter der Provence
150 g tiefgefrorenes Kaisergemüse
1 TL italienische Kräuter
1 Tomate
100 ml passierte Tomaten
1/2 Zwiebel
1/2 rote Paprika

Zubereitung:

Die Tomate, die Zwiebel und die Paprika in Stücke schneiden. Quinoa nach Anleitung kochen. In einer Pfanne die Zwiebel dünsten. Anschließend die Tomate, die Paprika und das Kaisergemüse hinzugeben. Das Ganze mit Salz und den Kräutern würzen. Zum Schluss das Quinoa und die passierten Tomaten hinzufügen und alles nochmals abschmecken. Das Ganze für weitere 5-10 Minuten köcheln lassen.

116. Huhn mit Kokos-Paprika-Sauce

431 kcal pro Portion

Zutaten für 1 Portion:
1 Prise Salz
150 g Hähnchenbrustfilet
Paprika edelsüß
2 EL Sojasauce
1/2 rote Paprika
70 ml Gemüsebrühe
2 große Champignons
100 ml Kokosmilch fettarm
1 Knoblauchzehe
50 g Bambus Sprösslinge

Zubereitung:
Das Hähnchenfleisch klein schneiden. Die Knoblauchzehe fein hacken. Beides in einer Pfanne anbraten. Die Champignons und die Paprika klein schneiden. Diese zu dem Fleisch geben. Anschließend die Bambus-Sprösslinge hinzugeben und alles kurz köcheln lassen. Alles mit der Gemüsebrühe, der Kokosmilch und der Sojasauce ablöschen. Das Ganze gut verrühren und zum Schluss mit Salz und dem Paprikapulver abschmecken.

117. Fleischbällchen

400 kcal pro Portion

Zutaten für 2 Portionen:
1 Prise Salz und Pfeffer
2 grüne Paprika
Majoran
2 gelbe Paprika
1/2 TL Gemüsebrühe
1 Knoblauchzehe
100 ml heißes Wasser
1 TL Olivenöl
300 ml passierte Tomaten
14 fertige Mini-Hackbällchen (ca. 250 g)

Zubereitung:
Die Paprika halbieren und entkernen. Das Fruchtfleisch in grobe Würfel schneiden. Die Knoblauchzehe schälen und in feine Würfel schneiden. In einer Pfanne Öl erhitzen. Darin die Paprika sowie den Knoblauch für ca. 2 Minuten anbraten. Danach die Hackbällchen hinzugeben und das Ganze bei geschlossenem Deckel für ca. 2 Minuten braten lassen. Dabei gelegentlich umrühren. Zum Schluss alles mit den passierten Tomaten und dem Wasser ablöschen sowie die Brühe unterrühren. Alles nochmals würzen und für 1 Minute köcheln lassen.

118. Hähnchenkeule

420 kcal pro Portion

Zutaten für 2 Portionen:

1 Prise Thymian
6 Hähnchenkeulen
1 Prise Rosmarin
2 Knoblauchzehen
2 mittelgroße Zucchini
2 Karotten

Zubereitung:

Zuerst die Hähnchenkeulen waschen. Das Paprikapulver mit dem Olivenöl vermischen und die Hähnchenkeulen damit einreiben. Die Zucchini und die Karotten in der Zeit schälen und in Viertel schneiden. Den Backofen auf 220 °C vorheizen. Ein Backblech mit Backpapier auslegen. Darauf das Gemüse und die marinierten Hähnchenkeulen verteilen. Den Knoblauch zerdrücken und zwischen das Gemüse legen. Alles gleichmäßig mit den Kräutern bestreuen und etwas Olivenöl darüber geben. Das Ganze mit Alufolie abdecken und für ca. 35 Minuten backen. Danach die Folie entfernen und nochmals für 10 Minuten backen lassen.

119. Forelle gegrillt

440 kcal pro Portion

Zutaten für 2 Portionen:
1 Zitrone
2 Forellen
Alufolie
1/2 Salatgurke
2 Prisen Muskat
6 Dillzweige
1/2 TL weißer Pfeffer
50 g Bitter71 TL Salz

Zubereitung:
Den Fisch unter kaltem Wasser abspülen und abtrocknen. Die Gurke waschen, halbieren und die Kerne entfernen. Danach die Gurke in Scheiben schneiden. Den Dill waschen, trocken schütteln und klein schneiden. In einer Pfanne die Butter schmelzen. Die geschmolzene Butter mit dem Dill und der Gurke vermischen. Die Zitrone auspressen. Den Saft mit Salz, Pfeffer und Muskat vermischen und unter die Butter-Gurken-Mischung heben. Mit dieser Mischung den Fisch füllen und auf eine Alufolie legen. Über den Fisch die restliche Marinade geben und den Fisch in der Folie einwickeln. Das Ganze von allen Seiten für 5 Minuten grillen.

120. Gemüsepuffer

178 kcal pro Portion

Zutaten für 1 Portion:
Salz und Pfeffer
500 g Kaisergemüse
Paprikapulver
4 Eiklar

Zubereitung:
Zuerst den Backofen auf 180 °C Umluft vorheizen. Das Gemüse mit etwas Wasser in der Mikrowelle auftauen lassen oder nach Packungsanweisung kochen. Danach das Gemüse pürieren und mit Salz, Pfeffer sowie Paprikapulver abschmecken. In das Gemüsepüree 1 Eiklar unterrühren. Die restlichen Eiklar steif schlagen und vorsichtig unter die Gemüsemasse heben. Auf ein mit Backpapier ausgelegtes Backblech kleine Taler von der Masse geben und diese für ca. 15 Minuten backen.

121. Schakachuka

214 kcal pro Portion

Zutaten für 3 Portionen:
Salz und Pfeffer
2 rote Paprika
2 TL gemahlener Kreuzkümmel
1 kleine Dose geschälte Tomaten
3 Eier
1 Knoblauchzehe
1 TL Würzpaste
4 Frühlingszwiebeln
1 EL Olivenöl71/2 Peperoni

Zubereitung:
Die Paprika und die Frühlingszwiebeln waschen. Die Paprika in Streifen schneiden und die Frühlingszwiebeln mit etwas grün fein hacken. Den Knoblauch fein hacken. In einer Pfanne etwas Öl erhitzen. Darin die Paprika, die Frühlingszwiebeln und den Knoblauch andünsten. Das Ganze mit den Tomaten ablöschen und mit dem Kreuzkümmel sowie der Würzpaste würzen. Alles für ca. 20 Minuten garen. Mit Salz und Pfeffer abschmecken. In die Sauce 3 Mulden formen und darin die Eier aufschlagen. Die Pfanne verschließen und alles in den vorgeheizten Backofen bei 180 °C für 5 Minuten backen.

122. Spargel mit Hähnchenbrust

373 kcal pro Portion

Zutaten für 1 Portion:

Salz und Pfeffer
150 g Hähnchenbrustfilet
30 ml Olivenöl
230 g weißer geschälter Spargel
20 g Pinienkerne
1 Schalotte
1 Bund Rucola
25 g Parmigano Reggiano
2 EL light Xucker
1 TL Kokosöl
1 EL Sojasauce

Zubereitung:

Den Spargel mit Salz sowie Xucker zum Kochen bringen und für ca. 10 Minuten kochen lassen. Danach den Spargel abgießen. Die Schalotte schälen und in feine Würfel schneiden. Das Hähnchenfleisch waschen und trocken tupfen. In einer Pfanne das Kokosöl erhitzen, darin das Fleisch anbraten und mit Salz sowie Pfeffer würzen. Anschließend die Schalotten hinzugeben und anschmoren. Das Ganze mit der Sojasauce ablöschen. Den Spargel in eine Auflaufform geben. Diese mit gehobeltem Parmesan bestreuen und für 220 °C im vorgeheizten Backofen überbacken. In der Zeit den Rucola waschen und klein schneiden. In einer Pfanne ohne Fett die Pinienkerne anrösten. Den Rucola sowie die Pinienkerne mit einem Stabmixer zerkleinern. Mit Salz, Pfeffer und Olivenöl abschmecken und nochmals mixen. Den fein geriebenen Parmesan unterheben.

123. Schweinefilet mit Gorgonzolasoße

405 kcal pro Portion

Zutaten für 1 Portion:
Salz und Pfeffer
150 g Schweinefilet
1/2 EL Kokosöl
230 g grüner Spargel
50 g Gorgonzola
1-2 EL Milch (1,5 % Fett)

Zubereitung:
Von dem Spargel die Enden abschneiden. Danach den Spargel in schräge Stücke schneiden. Salzwasser aufkochen und den Spargel darin für ca. 5 Minuten kochen lassen. Das Fleisch in breite Stücke schneiden und in einer Pfanne mit dem Kokosöl von allen Seiten anbraten. Die Milch in einen Topf geben und den Gorgonzola hineindrücken. Die Milch langsam erhitzen, damit der Gorgonzola schmilzt. Das Ganze kurz aufkochen lassen. Zum Schluss das Fleisch mit dem Spargel anrichten und mit die Soße darüber geben.

124. BBQ-Ecken

524 kcal pro Portion

Zutaten für 1 Portion:

1 Prise Salz und Pfeffer
20 g entöltes Mandelmehl
50 g Butter
20 g Kartoffelfasern
2 Eiweiß
1/2 TL Guarkernmehl
Optional:
BBQ-Gewürz

Zubereitung:

Den Backofen auf 175 °C Ober-/Unterhitze vorheizen. Alle Zutaten miteinander vermischen und zu einem Ballen formen. Diesen auf ein Backpapier legen und mit einem weiteren Backpapier bedecken. Anschließend die Teigkugel dünn ausrollen. Auf dem Backpapier den Teig in Rechtecke schneiden. Das Backblech mit den Teigrechtecken bei 120 °C für ca. 60 Minuten Ober-/Unterhitze backen.

125. Chili Con Cane

462 kcal pro Portion

Zutaten für 2 Portionen:

1 Prise Salz und Pfeffer
20 ml passierte Tomaten
1 Prise Stevia
1 Tomate
1 kleine Chilischote
150 g Rinderhackfleisch
100 g Kidneybohnen
1/2 Zwiebel
100 g Mais
1 Knoblauchzehe

Zubereitung:

Die Zwiebel, die Chilischote, den Knoblauch und die Tomate in kleine Stücke schneiden. Den Knoblauch mit der Zwiebel anbraten, danach das Hackfleisch hinzugeben und mit Salz sowie Pfeffer würzen. Alles für 10 Minuten braten lassen. Danach die Tomaten, die Kidneybohnen, den Mais, die Chilischote und die passierten Tomaten hinzugeben. Das Ganze nochmals mit Salz und Pfeffer würzen. Zum Schluss nochmals für 20 Minuten köcheln lassen.

<u>126. Hackbällchen Muffins</u>

<u>62 kcal pro Portion</u>

<u>Zutaten für 18 Muffins:</u>
Brühe/2 Eier
Pfeffer/75 g Whey Neutral
Knoblauch
1/2 Pck. Backpulver
Chili
100 g Magerquark
1 Zwiebel
400 g Tatar
50 g fettreduzierter Gartinkäse

<u>Zubereitung:</u>
Den Backofen auf 150 °C vorheizen. Die Eier mit dem Quark, dem Backpulver und dem Whey zu einem Teig verrühren. Den Teig zur Hälfte in Muffinförmchen geben, am besten Silikonförmchen. Das Tatar mit Salz, Pfeffer, Zwiebel und den Kräutern würzen. Danach die Masse zu kleinen Bällchen formen. Jeweils ein Hackfleischbällchen in einen Muffin geben und mit dem Käse bestreuen. Zum Schluss das Ganze für 30 Minuten backen.

127. Kohlrabi Eintopf

440 kcal pro Portion

Zutaten für 2 Portionen:

Salz und Pfeffer
2 mittelgroße Möhren
1/2 Bund Petersilie
400 g Topimambur
500 ml Gemüsebrühe
1 Kohlrabi
1 TL Sonnenblumenöl
2 Frühlingszwiebeln
2 EL Semmelbrösel
1 Schalotte
1 Ei
200 g Rinderhackfleisch

Zubereitung:

Die Frühlingszwiebeln, den Kohlrabi und das Topinambur klein schneiden. Die Schalotte mit dem Hackfleisch, dem Ei, Salz und Pfeffer mischen. Das Ganze zu Bällchen formen. In einer Pfanne das Gemüse mit dem Öl anbraten und mit Salz und Pfeffer würzen. Alles mit der Brühe ablöschen und für ca. 25 Minuten garen. Nach ca. 10 Minuten die Hackfleischbällchen hinzugeben und bei geschlossenem Deckel schmoren lassen. Zum Schluss den Eintopf anrichten und mit der Petersilie garnieren.

128. Gebackenes Rinderfilet mit Spinat

263 kcal pro Portion

Zutaten für 1 Portion:
1/2 TL schwarzer Pfeffer
100 g Rinderfilet
2 TL Paprika
200 g frische Spinatblätter
1 TL Salz

Zubereitung:
Zuerst den Backofen auf 180 °C vorheizen. Danach die Spinatblätter waschen und abtropfen lassen. Ca. die Hälfte der Blätter in eine Auflaufform geben. Diese mit Salz, Pfeffer und Paprika würzen. Das Rinderfilet ebenfalls würzen und auf die Spinatblätter legen. Die restlichen Spinatblätter über das Fleisch geben und wieder würzen. Das Ganze für 40 Minuten im Backofen backen. Danach alles auf einem Teller anrichten.

129. Mandel-Brokkoli-Suppe

307 kcal pro Portion

Zutaten für 4 Portionen:

500 ml Gemüsebrühe
1/2 Zitrone
2 Basilikumblätter
4 EL Mandelblättchen
400 g Brokkoli
200 g Frischkäse
1 Knoblauchzehe

Zubereitung:

Den Brokkoli waschen und die Röschen herausschneiden. Den Knoblauch fein hacken. In einem Topf die Brühe erhitzen. Darin den Brokkoli mit dem Knoblauch für ca. 5 Minuten köcheln lassen. Danach einige Brokkoliröschen herausnehmen. Den Rest nochmals für 3 Minuten weiter köcheln lassen. Die Basililumblätter mit dem Frischkäse zu dem Brokkoli und dem Knoblauch geben und alles pürieren. In einer Pfanne die Mandelblättchen ohne Öl anrösten. Die fertige Suppe auf eine, Teller anrichten. Darüber die Mandelblättchen streuen. Die Zitrone in Scheiben schneiden und zusammen mit den beiseitegelegten Brokkoliröschen auf der Suppe geben.

130. Fischbrot

139 kcal pro Portion

Zutaten für 1 Portion:

1 Pck. Backpulver
650 g Tilapiafilet
etwas Pfeffer
120 g gemahlene Mandeln
1 EL Salz
50 g Butter
1 Bund Petersilie
1 Ei
1 Bund Schnittlauch
2 Zitronen

Zubereitung:

Den Fisch in kleine Stücke schneiden. Die Petersilie sowie den Schnittlauch fein hacken und die Zitrone auspressen. Alles in einer Schüssel vermischen und anschließend pürieren. Eine Brotbackform einfetten und den Backofen auf 220 °C vorheizen. Den Teig in die Form geben und für ca. 35 Minuten backen lassen.

131. Pizzabrötchen

61 kcal pro Portion

Zutaten für 10 Brötchen:
150 g Paprika
200 g Magerquark
150 g Schinkenwürfel
45 g Flohsamenschalen (alternativ Haferkleie)
1/2 Pck. Backpulver
3 Eier

Zubereitung:
Die Paprika fein schneiden. Das Backpulver mit dem Flohsamen vermischen. Die Eier mit dem Quark und den Flohsamen verrühren. Danach die Paprika und den Schinken unterheben. Die Masse zu 10 Kugeln formen und auf ein mit Backpapier ausgelegtes Backblech legen. Die Brötchen bei 160 °C für 30 Minuten backen.

132. Hähnchenspieße mit Mozzarella

388 kcal pro Portion

Zutaten für 1 Portion:
1 Knoblauchzehe
200 g Hühnerbrustfilet
1 Prise Kräutersalz
100 g light Mozzarella (10% Fett i.Tr.)
10 Basilikumblätter

Zubereitung:
Das Fleisch in große Würfel schneiden und mit dem Salz würzen. Das Fleisch in einer Pfanne anbraten. Danach auskühlen lassen. In der Zeit den Mozzarella würfeln. Abwechselnd den Mozzarella, die Basilikumblätter und das Hähnchenfleisch auf Holzspieße stecken.

133. Tomatensalat mit Puten-brust

302 kcal pro Portion

Zutaten für 2 Portionen:
2 Portionen Senfdressing
1 Salatkopf
110 g zerkleinerter Mozzarella
4 Putenbrustscheiben
180 g Bohnensprossen
3 mittelgroße Tomaten
1/2 Salatgurke
1 rote Zwiebel

Zubereitung:
Die Putenbrustscheiben in kleine Quadrate schneiden. Die Tomaten würfeln und die Zwiebel hacken, die Gurke schälen und anschließend in Scheiben schneiden. Danach alle Zutaten in eine Schüssel geben und vermischen.

134. Petersiliensalat

132 kcal pro Portion

Zutaten für 4 Portionen:
Salz und Pfeffer
3 Bund glatte Petersilie
der Saft einer Zitrone
1 Schalotte
1/2 Dose Kichererbsen
16 Cherrytomaten/2 EL Olivenöl

Zubereitung:
Die Schalotte schälen und in feine Würfel schneiden. Die Tomaten waschen und fein würfeln. Die Tomaten mit den Schalotten vermischen. Die Petersilie waschen und vorsichtig trocken schütteln. Die Blätter fein hacken. Den Zitronensaft mit dem Olivenöl verrühren und mit Salz sowie Pfeffer würzen. Zum Schluss die Kichererbsen abtropfen und alles miteinander vermischen.

135. Jalapeno gefüllt mit Käse

306 kcal pro Portion

Zutaten für 3 Portionen:
Salz und Pfeffer
12 frische Jalapeno
120 g geriebener Parmesan
120 g Rinderhackfleisch
120 g Frischkäse (10% Fett)

Zubereitung:
Zuerst den Backofen auf 180 °C vorheizen und ein Bachblech mit Backpapier auslegen. Danach die Chilischoten halbieren und die Stängel sowie die Samen entfernen. In einer Pfanne das Hackfleisch anbraten. Das austretende Fett abgießen und abkühlen lassen. Das Hackfleisch mit dem Parmesan und dem Frischkäse vermischen. Die Hackfleischmasse in die Chilischoten füllen. Diese nun auf das Backblech geben und für ca. 30 Minuten im Backofen braten.

Desserts

136- Quark-Himbeer-Schnitte

45 kcal pro Schnitte

Zutaten für 1 Blech:
1 Ei
500 g Magerquark
60 g Whey Proteinpulver
100 g tiefgefrorene Himbeeren

Zubereitung:
Den Backofen zuerst auf 150 °C Umluft vorheizen. Den Magerquark mit dem Ei vermischen und das Proteinpulver unterrühren. Danach die Himbeeren unterrühren und alles auf ein mit Backpapier ausgelegtes Backblech geben. Das Ganze für 10 Minuten im Backofen backen. Danach den Ofen auf 200 °C erhöhen und alles für weitere 15 Minuten backen lassen.

137. Fruchtiges Eis

97 kcal pro Portion

Zutaten für 1 Portion:
der Saft von 1/2 Zitrone
100 ml Kokosmilch
der Saft von 1 Orange
1 Mango
1 TL Eiweißshake
Zusätzlich wird benötigt:
Eisformen zum Einfriere

Zubereitung:
Die Mango würfeln. Alle Zutaten in einen Mixer geben und zu einer Créme verrühren. Die Masse in die Eisformen geben und für mindestens 3-4 Stunden im Tiefkühlfach ruhen lassen.

138. Hafer-Kekse

259 kcal pro Portion

Zutaten für 1 Portion:

60 g Backprotein
2 EL Erdnussbutter
120 g zarte Vollkorn-Haferflocken
2 Bananen

Zubereitung:

Den Backofen zuerst auf 180 °C vorheizen. Die Bananen zu einer cremigen Masse zerdrücken. Danach die Haferflocken, die Erdnussbutter und das Backprotein hinzugeben. Alles gut verkneten. Aus dem fertigen Teig Kugeln formen und diese auf ein Backblech geben. Die Kugeln etwas platt drücken. Das Ganze für 7-10 Minuten backen.

139. Kokoskuchen

179 kcal pro Portion

Zutaten für 1 Kuchen:
1 TL Backpulver/2 Eier
30 g Chiasamen/60 g Kokosöl
70 g Kokosnussmehl
1 Prise Salz
30 g Agavendicksaft
Für den Belag:
2 TL Zimt/40 g Kokosöl
20 g Kokosnussmehl
40 g Kokosblütenzucker

Zubereitung:
Eine Kuchenform mit Kokosöl einfetten und mit Kokosmehl bestäuben. Den Backofen auf 175 °C Ober-/Unterhitze vorheizen. Die Eier trennen. Das Eiweiß mit etwas Salz steif schlagen. In einem Topf das Kokosöl erwärmen. Den Aganvendicksaft mit den Eigelben aufschlagen, die Chiasamen mit dem Backpulver sowie dem Kokosnussmehl vermischen und unter die Eigelbmischung heben. Danach den Eischnee vorsichtig unterheben. Den fertigen Teig in die Kastenform geben. Das Kokosöl nochmals leicht erwärmen und alle restlichen Zutaten damit vermischen. Das Ganze über den Teig geben und für ca. 35 Minuten im Backofen backen.

140. Kokos-Schoko-Kuchen

164 kcal pro Portion

Zutaten für 15 Kuchenstücke:
100 g Datteln
120 g gemahlene Mandeln
Für die Creme-Füllung:
250 g Kokosmilch
1 Avocado/1 Prise Salz
2 Pck. Schokopudding ohne Zucker
1 TL Vanille-Flavdrops/2 EL Kokosöl
2 EL Kakaopulver/2 EL Kokosmus
3 EL Kokosmehl
Außerdem wird benötigt:
Kokosblütenzucker
4 EL Kokosnusscreme
Mandelblättchen

Zubereitung:
Die Datteln entsteinen und pürieren. Danach die Mandeln mit den Datteln vermischen. Die Dattelmasse in eine runde Kuchenform drücken und für mindestens 1 Stunde im Kühlschrank ruhen lassen. In der Zeit die Zutaten für die Creme miteinander verrühren. Sobald die Creme geschmeidig ist, diese auf den Dattelboden vereiteln. Danach die Kokoscreme darüber geben. Das Ganze nochmals für 2 Stunden kalt stellen. Vor dem Servieren die Torte mit den Mandelblättchen und dem Kokosblütenzucker bestreuen.

141. Zimt-Apfel-Kuchen

493 kcal pro Portion

Zutaten für 1 Kuchen:

3 Äpfel
6 EL Quark (0,2 % Fett)
Wasser
3 Eier
1 Spritzer Zitronensaft
2 EL Eiweißpulver
Zimt nach Bedarf

Zubereitung:

Zuerst die Äpfel waschen, schälen und in Spalten schneiden. Diese in eine Form legen. Alle anderen Zutaten zu einem Teig verrühren. Mit etwas Wasser die Masse zu einer cremigen Konsistenz machen. Den fertigen Teig auf den Äpfeln verteilen und das Ganze für ca. 20 Minuten im Backofen bei 150 °C backen.

142. Erdbeer-Schokomousse

160 kcal pro Portion

Zutaten für 1 Portion:

Flavour-Drops-Schoko nach Bedarf
100 g Magerquark
Stevia nach Bedarf
3 Eiweiß
100 g frische Erdbeeren

Zubereitung:

Die Eiweiße zu Eischnee schlagen und mit Stevia süßen. Den Magerquark mit den Flav Drops Schoko unter den Eischnee heben. Die Erdbeeren in Stücke schneiden und ebenfalls unterheben.

143. Minz-Torte

51 kcal pro Portion

Zutaten für 12 Stück:
etwas grüne Lebensmittelfarbe nach Bedarf
400 g Magerquark
6 Eiweiß
light Xucker nach Bedarf (alternativ Stevia)
18 Blattgelatine
Flav Drops Minze nach Bedarf
400 g Magerjoghurt (0,1 % Fett)

Zubereitung:
Den Quark mit dem Joghurt vermischen. Das Ganze mit den Minz Flav Drops und dem Xucker abschmecken. Die Masse mit der Lebensmittelfarbe einfärben. In einer separaten Schüssel die Eiweiße zu Eischnee schlagen und unter die Quark-Joghurt-Masse heben. Die Gelatine für 5 Minuten einweichen. Diese danach ausdrücken und in einem Topf auflösen lassen. Anschließend den Topf vom Herd stellen und etwas von der Quarkmasse zur Gelatine geben. Das Ganze gut verrühren. Danach langsam die restliche Quarkmasse hinzugeben und unter ständigem Rühren unterheben. Zum Schluss alles in eine Kuchenform heben und für mindestens 3 Stunden kühlen.

144. Schokotraum

138 kcal pro Portion

Zutaten für 4 Portionen:
light Xucker nach Bedarf
500 g Magerquark
25 g Whey Schoko
4 Eiklar
1 Vanillearoma

Zubereitung:
Zuerst die Eiweiße zu Eischnee schlagen. Den Magerquark mit den restlichen Zutaten vermischen. Danach den Eischnee vorsichtig unterheben. Das Ganze in Dessertgläser füllen und servieren.

145. Zitronensorbet

154 kcal pro Portion

Zutaten für 3 Portionen:
3 Zitronenscheiben
500 g Magerquark
Backkakao
5 Eiweiß
5 Blattgelatine
flüssiger Stevia nach Bedarf
Zitronensaft nach Bedarf

Zubereitung:
Zuerst die Eiweiß zu Eischnee schlagen und mit Setvia süßen. Danach den Quark mit dem Zitronensaft und Stevia glatt rühren. Anschließend den Eischnee unterheben. Die Gelatine nach Packungsanweisung zubereiten und vorsichtig unter den Magerquark rühren. Das Ganze nochmals mit Stevia und Zitronensaft abschmecken. Die Masse in Gläser füllen und mit etwas Kakao und Zitronenscheiben garnieren. Das Ganze für einige Stunden im Kühlschrank kühlen.

Dressing und Dips

146. Frischkäse-Krabben-Dip

33 kcal pro Portion

Zutaten für 24 Portionen:
1 Prise Cayennpfeffer
226 g fettarmer Frischkäse
1/2 EL mild körniger Senf
100 g Diät-Mayonnaise
37 g Zwiebeln
45 g fettreduzierter Parmesan
1 Knoblauchzehe
150 g frische Krabben
1 EL Zitronensaft

Zubereitung:
Den Parmesan reiben, die Knoblauchzehe zerdrücken und die Zwiebel fein hacken. Danach alle Zutaten miteinander vermischen.

147. Senf-Dressing

152 kcal pro Portion

Zutaten für 2 Portionen:
Salz und Pfeffer
80 g Diät-Mayonnaise
1/2 TL Knoblauchpulver
50 ml Magermilch
3 EL scharfer Senf

Zubereitung:
Die ganzen Zutaten in einem Dressing-Maker vermischen und servieren.

148. Sour Cream

200 kcal pro Portion

Zutaten für 2 Portionen:
3 EL Farmer-Gewürzmischung
230 g Diät-Mayonnaise
240 ml Buttermilch
Farmer-Gewürzmischung:
1/2 TL frisch gemahlener Cayennepfeffer
1/2 TL frisch gemahlener schwarzer Pfeffer
5 Tropfen Stevia-Fluid/2 TL Frühlingszwiebeln
100 g Buttermilchpulver/2 TL Meersalz
2 EL frisch gehackte Petersilie
3 EL Knoblauchpulver
2 TL frisch gehackter Dill
2 TL Zwiebelpulver

Zubereitung:
1 EL Petersilie, 1 TL Dill, Buttermilch, Zwiebelpulver, Knoblauchpulver und die gehackten Frühlingszwiebeln in eine Schüssel geben. Diese mit Salz, Pfeffer, Cayennepfeffer, Paprika und Stevia würzen. Das Ganze so lange pürieren, bis eine cremige Konsistenz erreicht ist. Die restliche Petersilie und den restlichen Dill unter die Masse heben. Danach alle restlichen Zutaten miteinander verquirlen, bis eine sämige Konsistenz erreicht ist. Zum Schluss das Ganze für 30 Minuten ziehen lassen.

149. Zitrus-Vinaigrette

162 kcal pro Portion

Zutaten für 2 Portionen:
Stevia
180 ml Zitronensaft
1/4 TL schwarzer frisch gemahlener Pfeffer
1/4 TL geriebene Zitronenschale
2 EL Olivenöl
4 EL Balsamicoessig

Zubereitung:

Alle Zutaten in einen Mixer geben und pürieren. Das Ganze mit Stevia abschmecken und nochmals verrühren.

150. Salsa

64 kcal pro Portion

Zutaten für 3 Portionen:
1 Prise Pfeffer
110 g Maiskörner aus der Dose
1/4 TL Salz
600 g Tomaten
1/2 TL gehackter Knoblauch
2 Frühlingszwiebeln
1 EL Rot- oder Weißweinessig
2 EL frisch gehackte Korianderblätter
1-2 EL Chipozle Chilis in Adobo-Sauce gehackt

Zubereitung:
Die Frühlingszwiebel und die Korianderblätter hacken. Die Tomaten schälen, entkernen und in Würfel schneiden. In einer Pfanne ohne Fett die Maiskörner bei mittlerer Hitze für 4-5 Minuten braten. Dabei immer rühren. Den Mais anschließend in eine Schüssel geben und mit den restlichen Zutaten verrühren. Das Ganze mit Salz und Pfeffer abschmecken und servieren.

Haftungsausschluss:

Auch wenn der Inhalt mit großer Sorgfalt geprüft und erstellt wurde, kann für die Richtigkeit und Gültigkeit keine Garantie übernommen werden. Der Inhalt mit den entsprechenden Informationen in diesem Buch dient nur dem Unterhaltungszweck. Das Buch ist nicht dazu bestimmt in irgendeiner Form einen medizinischen oder professionellen Rat zu ersetzen. Jede Aussage dieses Buches ist aus eigener Erfahrung und/oder aus bestem Wissen getroffen worden. Das Buch bein-haltet allgemeine Strategien und kann nicht als Anleitung verstanden werden. Ob und wie eventuelle Ratschläge in die Tat umgesetzt werden, liegt einzig und allein am Leser dieses Buches. Der Autor haftet nicht für eventuelle Schäden oder nachhaltige Auswirkungen, die in direktem oder indirektem Zusammenhang mit dem Inhalt dieses Buches stehen.

Impressum

 Kontakt: Monika Schoffer c/o Barbara`s Autorenservice Tüttendorfer Weg 3 24214 Gettorf Covergestaltung: Fiverr.com Coverfoto: Depositphotos.com Taschenbuch wird gedruckt bei: Amazon Media EU S.á r.l., 5 Rue Plaetis, L- 2338, Luxembourg

Printed in Poland
by Amazon Fulfillment
Poland Sp. z o.o., Wrocław

20199235R00114